MÉMOIRE HISTORIQUE

SUR L'EMPLOI

DU SEIGLE ERGOTÉ

DANS L'ACCOUCHEMENT.

MÉMOIRE HISTORIQUE

SUR L'EMPLOI

DU SEIGLE ERGOTÉ

POUR ACCÉLÉRER OU DÉTERMINER

L'ACCOUCHEMENT

OU LA DÉLIVRANCE

DANS LE CAS D'INERTIE DE LA MATRICE ;

PAR A. C. L. VILLENEUVE, D. M.

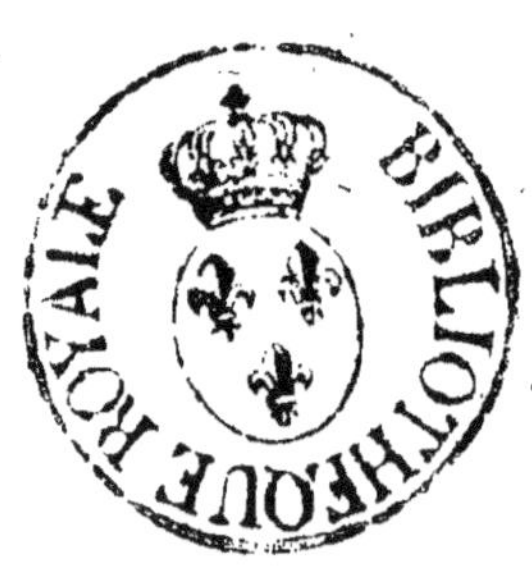

PARIS,

Chez { GABON, Libraire, rue de l'École de Médecine, nº 10 ;
MIGNERET, Imprim-Lib., rue du Dragon, nº 20.

1827,

AVANT-PROPOS.

Persuadé depuis longtemps du service éminent que l'on rendrait à l'Art des Accouchemens, si l'on parvenait à déterminer d'une manière aussi exacte que possible, quelle est l'action du seigle ergoté sur la matrice, lors de l'enfantement, et dans quelques circonstances qui en dépendent, j'avais proposé, il y a déja plusieurs années, à une Société de médecine dont j'ai l'honneur d'être membre, de faire de cet objet le sujet d'un de ses prix. Ma proposition n'ayant point été agréée par mes Collégues, les uns regardant la chose comme jugée négativement, et les autres considérant le sujet comme trop peu important pour y appeler l'attention des observateurs, je vis avec regret s'échapper une occasion de solliciter de nouvelles expériences et d'obtenir de nouveaux résultats sur l'action d'une substance regardée , dans le cas dont il s'agit , comme héroïque par les uns , comme inerte par d'autres , et comme dangereuse par quelques-uns; opinions contradictoires , professées par des savans également recommandables ; ce qui ne surprendra nullement ceux qui cultivent les sciences médicales.

Mais depuis quelque temps , de nouvelles expériences et de nouveaux essais ayant eu lieu , des notices et même des traités *ex professo* ayant été publiés sur l'emploi obstétrical du seigle ergoté , par un grand nombre de médecins nationaux ou étrangers; j'ai cru utile, pour mieux fixer sur ce sujet l'attention des gens de l'art, de donner un précis de tout ce qui a été dit ou écrit pour et contre ce nouvel agent thérapeutique, en y joignant le résultat de ma pratique et de mes observations.

Tel est l'objet de ce mémoire, destiné particulièrement aux personnes qui pratiquent les accouchemens, et que j'engage à tenter elles-mêmes de nouvelles expériences, et à en publier les résultats, quels qu'ils soient.

En attendant que le seigle ergoté soit assez usité à Paris , pour se trouver chez tous les Pharmaciens , je crois rendre service à mes Confrères , en les prévenant qu'ils sont sûrs d'en trouver chez MM. :

BAUDOT, rue St.-Honoré , n° 247 ;

BOUDET, rue du Four-St.-Germain , n° 88.

LABARRAQUE , rue St.-Martin , n° 69.

REYMOND , rue du Faubourg-St.-Honoré , n° 108.

ROBINET , rue de Beaune , n° 23.

MÉMOIRE HISTORIQUE

SUR L'EMPLOI

DU SEIGLE ERGOTÉ

POUR ACCÉLÉRER

L'ACCOUCHEMENT.

CHAPITRE PREMIER.

Considérations générales sur l'Inertie de la Matrice.

Parmi les circonstances qui retardent ou empêchent l'accouchement, l'inertie de la matrice, que M. Broussais compare à l'adynamie dans les muscles, est une de celles qui se rencontrent le plus fréquemment. Cette inertie, caractérisée par des douleurs lentes, faibles, éloignées, sans dureté manifeste de l'organe utérin lors de ses contractions, et sans tendance efficace à l'expulsion du fœtus, peut dépendre de causes physiques et de causes morales. Parmi les premières, on compte d'une part, la faiblesse générale de la femme, soit constitutionnelle, soit maladive ; et de l'autre, la faiblesse particulière de l'utérus, laquelle peut être innée ou provenir, soit de grossesses multipliées , soit du trop de volume du produit de la conception , soit de la durée du travail, soit de l'écoulement prématuré des eaux, ou de leur trop grande quantité ; soit d'une hémorrhagie , etc. Dans les causes morales, on comprend les émotions et toutes les affections tristes dont la femme peut être atteinte au moment même ou dans le cours du travail.

M. Dugès, avec Mme Lachapelle , distingue, relativement aux causes qui les produisent, deux espèces d'inertie utérine : l'une, par torpeur, qui est le résultat d'une forte distension par des jumeaux, une trop grande quantité d'eau, etc. ; l'autre, par épuisement ou par fatigue, et qui est la suite de contractions vives et prolongées. Cette distinction, quoique très-physiologique et fort lumineuse, n'apportant d'ailleurs aucune modification dans l'emploi du moyen qui nous occupe, nous ne la citons que pour montrer qu'elle ne nous est point inconnue.

Plusieurs autres circonstances, qu'il est bien important de ne pas confondre avec l'inertie de l'utérus, peuvent aussi ralentir ou arrêter le travail de l'accouchement ; telles sont la pléthore générale et peut-être aussi une pléthore utérine ; un état de spasme de toute l'économie, ou seulement de la matrice ; la rigidité du col de cet organe ; circonstances qui exigent des moyens particuliers appropriés, et dans lesquelles celui dont nous nous occupons serait plus ou moins nuisible, ainsi que nous le dirons par la suite.

Quant aux lenteurs ou aux difficultés d'accouchemens qui résultent de vices de conformation de la
mère ou de l'enfant, et même de la seule position de
ce dernier, on conçoit qu'elles réclament encore moins
l'emploi du seigle ergoté.

Pour remédier à cette inertie, dont les résultats
peuvent être plus ou moins graves pour la mère ou
pour l'enfant, et qui dans tous les cas, en se prolon-
geant, fait le désespoir de la femme en travail, le
tourment de ceux qui l'entourent, et cause mille en-
nuis à la personne qui l'assiste, les accoucheurs ont
employé différens moyens, tels que de faire lever et
marcher la femme, l'application de linges chauds sur
le bas-ventre et les parties génitales, la vapeur de
l'eau chaude dirigée vers ces mêmes parties, les em-
brocations spiritueuses sur la région utérine, une
pression modérée exercée sur les parois abdominales
correspondantes, à l'aide de la main et des doigts
fortement écartés, de manière à former un point
d'appui à l'utérus ; les pressions exercées, soit sur
la commissure antérieure du périnée, soit sur la
partie postérieure des lèvres de la vulve, soit sur l'orifice utérin ; moyens préconisés par Solayrès, et re-
commandés par Mme Lachapelle ; la titillation du
col de l'utérus, etc. A l'intérieur, ils ont conseillé et
administré des toniques, des excitans, des stimulans,
tirés des eaux aromatiques, des spiritueux, des sirops
cordiaux, tels que les eaux distillées de canelle, de
mélisse, de menthe, etc. ; le vin chaud, les teintures
de castoréum, de quinquina, l'eau de mélisse spiri-

tueuse, l'eau de Cologne, l'élixir de Garus ; les sirops d'œillets, de vanille, de chèvre-feuille, de stæchas simple ou composé, le safran, la rhue, même les aristolochiques. On administrait des vomitifs, des purgatifs plus ou moins actifs. On donnait aussi des lavemens âcres et irritans, avec du tabac, du séné, du sel, etc.

Hippocrate et Harvée ordonnaient des sternuta-toires.

Ambroise Paré prescrivait une poudre qu'il regardait comme très-énergique, ainsi qu'un *clystère aigu*, pour ranimer les douleurs *languides*.

Moriceau conseillait particulièrement une tasse d'une infusion de séné avec le jus d'une orange aigre, et s'il était nécessaire, une ou deux heures après, un *clystère fort*.

Smellie faisait boire, à petite dose, de la bierre avec addition de sucre de muscade et d'eau de ge-nièvre.

De temps immémorial les Allemands font prendre une très-forte infusion de café.

Rathlaw , accoucheur hollandais, employait , dès 1747, un moyen que M. Desgranges, et depuis lui plusieurs auteurs, regardent, d'après ses effets, comme devant être du seigle ergoté. Voici, à ce sujet, les propres expressions de Rathlaw : « Je me sers, dit-il, d'un » médicament dont la seconde prise n'a *jamais man-* » *qué*, dans le cours de mes expériences, de susciter » de véritables douleurs ou de changer les fausses en » véritables, de sorte que les efforts de la mère agis-

» sant mieux sur l'enfant, l'orifice de la matrice s'en
» dilate davantage. En différentes occasions, où il ne
» manquait que de bonnes douleurs, j'ai conduit
» à une heureuse fin, par ce moyen et sans l'aide
» d'aucun instrument, des accouchemens des plus dif-
» ficiles. »

Levret, qui rapporte ce passage dans son ouvrage intitulé : *Observations sur les causes et les accidens de plusieurs accouchemens laborieux*, etc., blâme fortement et à juste titre l'accoucheur hollandais de ce qu'il a fait un secret d'un moyen doué de propriétés aussi merveilleuses qu'extraordinaires et si utiles à l'humanité. Ensuite, et sans rechercher en aucune manière quel peut être ce moyen, il ajoute, sur son emploi, les réflexions les plus judicieuses, et qui ont cela de très-remarquable qu'elles peuvent servir de texte aux préceptes à observer dans l'administration du seigle ergoté.

Pour compléter tout ce qui est relatif à l'historique du remède de Rathlaw, nous ajouterons que Stearns * (n°. 43) dit que ce remède fut proscrit en France en 1774, par un acte de l'autorité ; acte dont aucun auteur français ne fait mention, et dont nous ne parlons que d'après ce médecin américain, sans nous rendre d'ailleurs garant de son assertion.

* Ce numéro, ainsi que tous ceux du même genre qui se trouvent dans le cours de ce Mémoire, sont ceux sous lesquels sont indiqués, dans le chapitre consacré à la bibliographie, les travaux des différens auteurs relatifs à l'emploi obstétrical du seigle ergoté.

Enfin, dans ces derniers temps, Vigan a conseillé le nitre seul ou uni au castoréum. M. Lobstein a préconisé de nouveau le borax; tandis que M. Gardien, bannissant dans ce cas toute espèce de médicament, veut que l'on se borne à une alimentation substantielle.

A cette série de moyens fort divers, employés ou conseillés pour solliciter directement ou indirectement l'action de la matrice pendant le travail de l'enfantement, et accélérer ou déterminer ainsi une délivrance trop lente ou même incertaine, il faut ajouter la version de l'enfant et l'application du forceps; moyens de délivrance très-directs, mais entièrement différens des précédens.

Si on consulte les auteurs sur les avantages et les inconvéniens respectifs de ces différens moyens, ou bien si, à l'aide de ses propres connaissances médicales, on cherche à en apprécier les effets; ou mieux encore si l'on en fait une application plus ou moins rationnelle aux différens cas d'inertie de la matrice qui peuvent se présenter dans la pratique des accouchechemens, on ne tarde pas à reconnaître, 1°. que quelques-uns de ces moyens sont totalement impuissans; 2°. que d'autres, sans être très-efficaces, sont plus ou moins dangereux; 3°. que plusieurs offrent de graves inconvéniens; 4°. enfin, que les moyens par lesquels on agit directement sur l'enfant ne doivent être employés qu'avec une extrême circonspection.

Dans la première de ces catégories se trouvent la

plupart des moyens externes, au moins par rapport au plus grand nombre de cas.

Dans la seconde se placent tous les excitans spiritueux, les différens médicamens échauffans et les évacuans qui peuvent déterminer une inflammation locale quelconque, et surtout la métrite; l'utérus, malgré son état manifeste d'inertie, pouvant avoir une tendance inflammatoire.

Dans la troisième se rangent l'armoise, la rhue et les aristolochiques qui, dans tous les cas, doivent être prohibés, comme pouvant produire des hémorrhagies utérines, et de plus, selon quelques auteurs, comme étant susceptibles d'occasionner le prolapsus, et même la rupture de la matrice, en déterminant de trop fortes contractions de cet organe.

Dans la quatrième, enfin, il s'agit de la version de l'enfant et de l'application du forceps, moyens sur lesquels la doctrine de nos meilleurs auteurs et de nos plus habiles praticiens, est loin d'être uniforme. C'est ainsi que pour les uns la version de l'enfant est préférable à toute espèce de stimulans; tandis que d'autres la regardent comme une manœuvre dangereuse pour la mère et pour l'enfant. Il en est de même pour l'application du forceps, que quelques accoucheurs pratiquent avec un empressement que nous ne saurions qualifier, pendant que d'autres n'usent de ce moyen qu'après avoir administré opiniâtrément et sans succès divers stimulans, ou lorsque, ayant temporisé presque indéfiniment, la femme est dans le dernier degré d'épuisement.

Nous rapporterons ici, à l'occasion du forceps et pour contrebalancer des opinions que nous indiquerons plus loin, que M. Briot, dans un mémoire sur l'emploi de cet instrument, se plaint de ce que l'on a trop négligé les moyens de solliciter l'accouchement, dès-lors qu'on a cru trouver dans ce même instrument tout ce qui était nécessaire pour rémédier à tout.

Quant au moyen employé par Rathlaw avec un succès merveilleux, comme on ne sait rien de positif sur sa nature ou sa composition, on ne peut en porter aucun jugement. Il n'en sera pas de même relativement à cet accoucheur, qui mérite le blâme universel pour avoir fait un secret d'une chose qu'il avait reconnue si utile.

Cet exposé de l'état de la science, ainsi que des doctrines diverses touchant les moyens à employer pour remédier d'une manière quelconque à l'inertie de la matrice pendant la parturition, fait voir tout ce que l'art des accouchemens laisse encore à désirer sous ce rapport, et conséquemment l'opportunité de s'occuper spécialement d'une substance qui paraît douée de la propriété singulière de combattre cette inertie : nous voulons parler du seigle ergoté.

Nous pensons donc que les médecins qui n'ont point encore fixé leur attention sur le moyen dont il s'agit, ne sauraient trop se hâter de le faire, soit pour en proscrire l'usage, s'il est dangereux, soit pour en proclamer les heureux effets, avec ceux de leurs confrères, qui affirment ne l'avoir employé qu'avec succès, ou au moins sans inconvénient.

ll est inutile sans doute de faire sentir toute l'importance d'un pareil travail, que la moindre espérance de succès devrait même faire entreprendre avec empressement; l'art ne possédant encore aucun médicament spécial capable d'agir sur la matrice pendant l'accouchement; de ranimer les contractions utérines affaiblies ou ralenties, et conséquemment d'accélérer, dans cette circonstance, l'acte de la parturition; moyen précieux, secours inappréciable, que l'on ne saurait trop rechercher, puisqu'il épargnerait de longues anxiétés à la mère, conserverait souvent la vie à l'enfant, et rendrait beaucoup plus rare l'emploi des instrumens.

Cherchons donc à faire connaître si le seigle ergoté jouit de la propriété de remplir cette indication ?

CHAPITRE II.

Définition et synonymie du Seigle ergoté.

On appelle généralement *Seigle ergoté*, le seigle qui présente de telles altérations dans sa forme, sa couleur, sa consistance, etc., qu'il a l'aspect d'une sorte d'ergot de coq; d'où il arrive qu'on nomme simplement *ergot* le seigle ainsi altéré.

Suivant les localités, et selon les opinions diverses qui existent sur le seigle ergoté, on a encore appelé cette substance *argot*, *bled avorté*, *bled cornu*, (dans le Gâtinais) *bled farouche*, *bled have*, *bled rachitique*, *calcar*, *chambucle*, (en patois lyonnais) *clavus filiginis*, *clou de seigle*, *ébrun*, *faux seigle*, *mane*, (dans le Maine), *mère de seigle*, *secale luxurians* (de Gaspard Bauhin), *secalis mater*, *seigle cornu*, *seigle corrompu*, *seigle à éperon*, *seigle ergotisé*, *seigle ivre*, *seigle noir*.

Le nom de *Mutter-korn* donné à l'ergot par les Allemands et qui correspond à celui de mère de seigle, qu'il porte aussi en France, est entendu ou expliqué de différentes manières par les auteurs. Selon les uns, le seigle ergoté n'a reçu cette dénomination qu'à cause de son volume, beaucoup plus considérable que celui du grain qui est sain, et cela sans aucune idée de ses propriétés obstétricales; tandis que d'autres, et surtout M. Huchedé, pensent que le nom dont il s'agit, qui signifie, mot à mot, selon lui, graine de matrice ou seigle utérin, annonce que l'on reconnaissait à cette substance une action particulière sur l'utérus, et qu'on s'en est servie, dans cette vue, depuis longtemps.

CHAPITRE III.

Histoire naturelle.

Ne devant considérer l'ergot que sous le rapport médical, nous ne traiterons aucune des questions relatives à ses causes, à son origine, à sa nature, aux moyens de s'opposer à sa formation, etc. Ainsi nous laisserons aux agriculteurs et aux botanistes le soin de déterminer :

1°. Si l'ergot doit sa formation à une surabondance ou à de mauvais sucs nourriciers, comme le pensent un grand nombre d'auteurs, parmi lesquels on compte Bosc, Rozier, Valmont de Bomare, Vetillart, etc.

2°. S'il est dû particulièrement à une substance mielleuse (miellat), qui pénètre dans le grain avec la rosée, ainsi que l'ont avancé Schmieder et Taube.

3°. Si l'époque des semailles influe sur sa formation, laquelle est d'ailleurs attribuée par Bondary à la nature de l'engrais, par d'autres, à la gelée blanche, et par quelques-uns, à une terre nouvellement travaillée, étant en outre, disent-ils, plus commun au bord des champs qu'au centre.

4°. Si le seigle semé avec d'autres grains est plus susceptible de l'ergot que semé seul :

5°. Si, comme le pensent Duhamel, Ray, Tillet, etc., il est, comme la noix de galle, le résultat de la piqûre de certains insectes, qui ont pour but, ou de se nourrir, ou de déposer leurs œufs ; piqûre que plusieurs auteurs ont regardée comme voie d'inoculation d'une humeur irritante fournie par l'insecte, et susceptible de faire dégénérer le grain ? (Insecte qu'il ne faut pas confondre, ainsi que le remarque M. H. Léveillé, avec ceux qui se promènent sur la surface de ce grain, pour se nourrir de l'humeur visqueuse ĕt miellée qui la recouvre.)

6°. Si on y trouve les anguilles générantes de Fontana, auxquelles les expériences micoscropiques de Buffon et de Needham sembleraient donner une apparence de réalité : ou bien encore divers animalcules admis par Rafn, et rejettés par Roffendi et Rainville.

7°. Si cette altération du seigle n'est pas un résultat de putridité, n'a pas un caractère putride ; ce que semblent croire MM. Vauquelin et Virey, et quelques autres savans ?

8°. Si, comme le dit Parmentier, l'ergot provient d'abord d'un état d'altération ou de faiblesse de l'écorce du grain ?

9°. Si on peut le comparer avec Béguillet, Bernard-de-Jussieu et Geoffroy, à une sorte de mole, résultat d'un vice ou d'un défaut de fécondation ? ou, selon l'ingénieux auteur de l'Histoire naturelle des médicamens, à ces excroissances vicieuses, à ces altérations morbides qui ont lieu chez les animaux, telles que certains squirrhes, l'éléphantiasis, etc., ou, selon Gadd, au goître, rapprochement qu'il établit principalement sous le rapport des circonstances de froid et d'humide qui produisent ces altérations, l'une dans le seigle, l'autre chez l'homme.

10°. Si, selon l'opinion de Paulet, de De Candolle et de Todde, l'ergot ne serait pas un végétal nouveau enté à la place du grain, et, comme ils le pensent, une espèce de champignon parasite du genre *sclerotium*, espèce à laquelle De Candolle donne le nom de *sclerotium clavus*.

11°. Enfin, s'il existe différentes sortes de seigle ergoté, question résolue affirmativement par Wildenow, qui, dans sa Pathologie des plantes, en distingue deux espèces, l'une innocente, l'autre vénéneuse, opinion partagée par Langius. L'ergot de la première espèce est, selon Wildenow, violet-pâle, blanc en dedans, farineux, sans odeur ni saveur, et peut sans danger être moulu avec d'autres grains. L'ergot de la seconde espèce est d'un violet foncé et même noirâtre; sa couleur intérieure est d'un blanc grisâtre; il exhale une odeur désagréable et a une saveur corrosive.

Après cette longue série d'opinions diverses sur la cause, la formation et la nature de l'ergot, toutes émises par des savans plus ou moins recommandables, nous citerons Wesener qui les combat toutes, et ce qui est fort remarquable, n'en établit aucune nouvelle.

Ici se bornait ce que nous avions pu recueillir de suppositions ou d'hypothèses relatives à ce point encore en litige de l'histoire du seigle ergoté , lorsque notre collègue M. Baudelocque lut à l'Académie royale de Médecine , dont il est membre, son rapport sur des observations de M. Chevreul, sur l'emploi obstétrical de cette substance. M. Baudelocque ayant eu l'extrême obligeance de nous permettre de profiter de son travail pour enrichir le nôtre, nous ajouterons ce qui suit , qu'il doit lui-même à M. H. Leveillé. « Ce » jeune médecin ayant observé attentivement le seigle » ergoté à différentes époques de son développement, » découvrit que cette production se composait de deux » parties tout-à-fait différentes. L'une, qui n'est au- » tre chose que l'ovaire non-fécondé, et qui est l'ergot » que tout le monde connait ; l'autre , à peine obser- » vée , parce qu'on ne l'aperçoit qu'à une certaine » époque du développement de l'ergot, susceptible de » se détacher avec la plus grande facilité, ou bien de » tomber en *deliquium* sous l'apparence d'un suc » visqueux, qui s'écoule. Cette dernière partie, est » un véritable champignon, auquel M. Léveillé donne » le nom de *sphacelaria segetum**, à cause de la » propriété, qu'il lui attribue, de déterminer la gan- » grène, lorsqu'il est pris dans l'intérieur pendant

---

* Depuis cette communication de son travail , qui était alors manuscrit. mais qu'il a fait imprimer, et que nous indiquons dans le chapitre consacré à la bibliographie, M. H. Leveillé a substitué au nom générique de *sphacelaria* (sphacélaire), celui de *sphacelia* (sphacélie), qui exprime la même idée. La première de ces dénominations ayant été donnée par Agardh , à un genre d'algues.

(16)

» quelque temps...... Celui-ci se montre à l'extrémité
» libre de l'ergot, sous forme d'un corps jaunâtre,
» conique, de volume variable, ayant quelquefois
» plusieurs lignes de longueur, inégal, parsemé d'on-
» dulations irrégulières très-petites. Sa base, divisée
» en quatre ou cinq parties, embrasse de toutes parts
» l'extrémité externe de l'ovaire ergoté. Son sommet
» est arrondi ou tuberculeux, et présente quelquefois
» des poils, qui sont étrangers à sa composition.

» La sphacélaire, une fois développée, laisse écouler
» un liquide de consistance, oléagineuse qui se des-
» sèche sur l'ergot, y forme une croûte mince d'un
» jaune sale, laquelle croûte se fendille et se détache
» par la suite sous la forme d'écailles. Petit à petit la
» sphacélaire diminue de volume, se dessèche, se ride
» et se sépare avec la plus grande facilité de l'ovaire
» ergoté.

» La sphacélaire ne prend pas toujours un déve-
» loppement aussi régulier.....

» Lorsque le temps est pluvieux, à l'époque où le
» champignon a pris tout son développement, ce
» champignon est lavé ; le suc qui s'en écoule est
» mêlé, entraîné avec l'eau ; il ne reste sur l'ergot
» aucune trace de son existence. Souvent la sphacé-
» celaire elle-même est entraînée, d'autres fois elle
» est réduite à un très-petit volume. »

MM. Baudelocque et H. Leveillé, qui d'ailleurs
n'ont fait aucun essai à ce sujet, souhaitent que la
sphacélie soit administrée isolément dans les cas où
l'ergot est indiqué ; mais seulement à la dose de quatre

à cinq grains ; tandis que dans d'autres, on donnerait
de ce même ergot aux doses ordinaires, et privé autant que possible de la substance dont il s'agit. De
ces expériences comparatives, répétées un nombre de
fois suffisant, on obtiendrait sans doute des résultats
qui permettraient de juger par des faits, les opinions
purement théoriques émises par ces auteurs.

M. H. Léveillé établit que la sphacélaire se manifeste aussi sur l'ergot qui atteint les divers végétaux
que nous signalerons bientôt.

Quoi qu'il en soit des différentes opinions que nous
venons de faire connaître, il est constant que dans
certains pays, et surtout en France, dans la Sologne, on a vu pendant des années pluvieuses, le seigle
présenter en grande quantité l'altération dont il s'agit ; laquelle d'ailleurs se rencontre isolément et sans
cause appréciable, dans d'autres contrées, par exemple, dans les environs de Paris, où nous avons trouvé du
seigle à l'état d'ergot, dans des terrains secs et sabloneux.

Le grain de seigle attaqué d'ergot commence par
être mou, pulpeux ; sortant bientôt de sa balle, il se
solidifie, s'alonge et prend une couleur rougeâtre qui
devient ensuite violacée. Sa croissance, qui est souvent très-prompte, devient quelquefois telle, que
le grain ainsi altéré est le plus souvent hors de toute
proportion avec le reste de l'épi.

Tous les épis nés d'un même grain sont ordinairement loin d'être attaqués d'ergot ; et un épi attaqué
n'offre le plus communément que quelques grains
ainsi altérés.

Quelquefois, mais rarement, une partie seule du grain est atteinte d'ergot, et alors c'est toujours l'extrémité opposée à l'épi qui est altérée.

Il est constaté de la manière la plus positive et hors de toute espèce de doute, que l'ergot est incapable de germer, et conséquemment qu'il ne peut se reproduire par lui-même.

L'ergot ne doit pas être confondu avec la rouille, le charbon et la carie, autres maladies des blés, dont il diffère essentiellement.

Le froment, l'orge, l'avoine, le fromental, l'alpiste, plusieurs *festuca*, des laiches ou *carex*, différens *lolium*, et en particulier le *lolium temulentum* ou ivraie, certaines espèces de roseau et de souchet sont aussi sujets à l'ergot. Enfin, Aymen assure que les palmiers en sont atteints, comme le seigle, et qu'il produit des effets aussi fâcheux; assertion qui nous paraît d'autant plus douteuse, que M. Bosc, dans son article *Palmier*, du nouveau Dictionnaire d'histoire naturelle, n'avance rien qui puisse faire croire à sa réalité.

Quant à ces différentes espèces d'ergots, nous dirons, par anticipation, que l'on ne sait point encore si elles produiraient toutes, d'une part, les mêmes accidens, et de l'autre, les mêmes effets thérapeutiques que l'ergot du seigle.

Nota. La planche ci-jointe, qui offre un épi de seigle atteint d'ergot, et des grains séparés, représente une partie des choses décrites ou indiquées dans ce chapitre et dans le suivant.

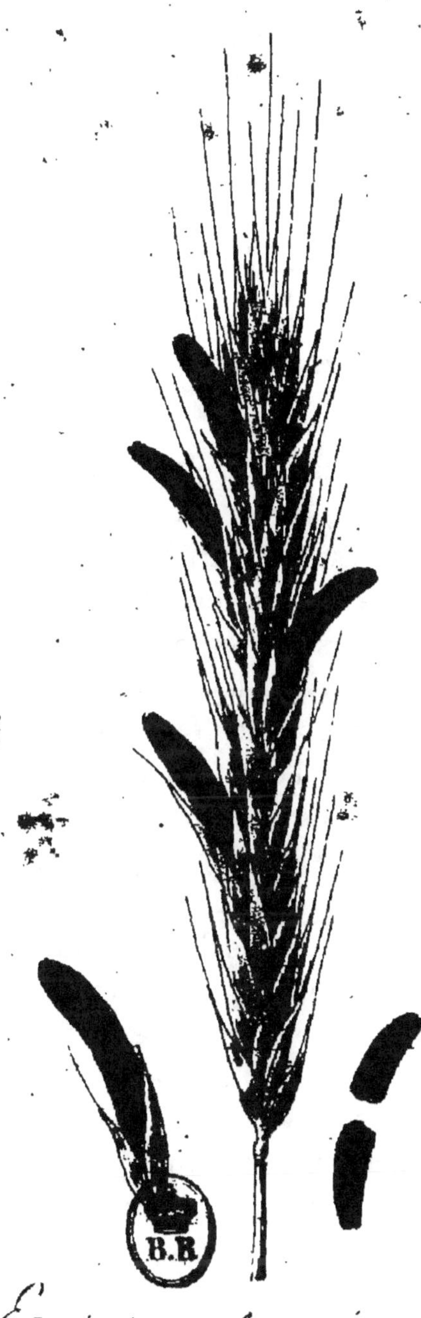

Épi de seigle atteint d'Ergot

(Les Figures sont de Grandeur Naturelle.)

CHAPITRE IV.

Description et Propriétés physiques.

Le seigle ergoté, dans son état de maturité (si l'on peut s'exprimer ainsi), est de couleur violacée ou brunâtre. Son volume est fort variable; quelques grains sont moins gros que le seigle normal, et peuvent à peine être aperçu dans leurs balles ; tandis que d'autres ont jusqu'à dix-huit ou vingt lignes de longueur et une circonférence proportionnée. Néanmoins la dimension la plus ordinaire de l'ergot est de six à dix lignes de longueur sur une ligne environ de diamètre. Il est de forme à peu près cylindrique, ayant ses extrémités tantôt obtuses, tantôt plus ou moins effilées et légèrement recourbées en forme de croissant. Cependant, on rencontre des grains qui n'ont qu'une extrémité arquée, d'autres qui sont complètement droits, quelques-uns diversement contournés ; enfin, il en est dont la conformation est telle, que M. Tessier les appelle monstrueux. On remarque généralement dans leur longueur deux ou trois sillons plus ou moins réguliers. Dans plusieurs grains on voit en outre des gerçures que l'on attribue à la sécheresse, et dans d'autres de petites cavités que l'on croit communé-

2 .

ment être le résultat de piqûres d'insectes, et dans lesquelles Mitchill rapporte avoir trouvé des fèces d'une espèce qui se transforme en coléoptère. Enfin, Paulet dit qu'on aperçoit souvent à la surface de ce grain une poudre noire ou noirâtre, poudre que nous avons trouvée en certaine quantité au fond d'une enveloppe contenant de l'ergot qui nous avait été envoyé par M. Desgranges de Lyon, et qui, dans ce cas , était évidemment produite par le frottement récipro-que des grains durant le voyage.

Tel est l'aspect le plus ordinaire sous lequel se présente le seigle ergoté, qui, d'ailleurs, comme le grain normal, et peut-être encore plus, offre des variétés selon les localités et selon diverses autres circon-stances.

Si on casse transversalement un grain d'ergot, il se produit un léger bruit comme lors de la rupture d'une amande sèche. La cassure est nette, transversale, son centre est formé d'une substance d'un blanc terne, d'une consistance ferme, et à laquelle adhère fortement la partie corticale colorée, qui ne s'en sépare pas même par l'ébullition. Vue au microscope, cette cassure présente, au centre, des grains blancs et brillans comme l'amidon, et à la circonférence, une nuance violacée parsemée de petites parcelles blanchâtres.

Réduit en poudre fine, il est d'un gris cendré et assez sec au toucher.

Frais, l'ergot a une odeur désagréable, nauséabonde; sec et en grains bien conservés, il n'a aucune odeur manifeste. Une certaine quantité d'ergot en graïns, enfermée depuis plusieurs années dans un bocal, avait contracté l'odeur repoussante du poisson pourri. Cet ergot était d'une couleur noire; presque tous les grains étaient atteints d'une sorte de vermoulure, qui les réduisait, pour la plus grande partie, à leur portion corticale, et tellement qu'ils se brisaient facilement entre les doigts. On n'y apercevait d'ailleurs aucune trace d'insectes.

A l'état pulvérulent et soigneusement conservé, si le seigle ergoté a de l'odeur, elle est à peine sensible et tout à fait inappréciable. Introduit dans les narines, il y détermine un léger picotement que nous pourrions comparer à l'effet d'une très-petite dose de tabac; il nous a donné de la tendance à éternuer, et nous a occasionné une secrétion assez abondante de mucus nasal.

L'ergot, à l'état de grain et sec, n'a d'abord aucune saveur; si on le mâche, il occasionne dans la bouche une légère âcreté. A l'état pulvérulent, il imprime une saveur nauséabonde, amère, un peu mordicante, que l'on compare à celle du bled légèrement pourri ou corrompu.

En pétrissant avec de l'eau chaude de la farine qui contient de l'ergot, il s'en exhale une odeur fétide assez manifeste. La pâte est très-peu liée; le pain n'a ni la consistance, ni la couleur du pain de seigle ordinaire. Parmentier, qui en fit faire dans lequel l'ergot entrait pour un tiers, dit que ce pain était sans odeur, et seulement un peu amer. D'ailleurs on conçoit facilement que les qualités d'un tel pain doivent varier suivant la quantité d'ergot qui entre dans sa composition, quantité qui, dans l'état naturel des choses, est loin d'être aussi considérable que dans celui avec lequel Parmentier a expérimenté.

CHAPITRE V.

Analyse chimique.

PLUSIEURS savans se sont occupés de l'analyse chimique de l'ergot, tels sont Bucquet, Cornet, Model, Parmentier, et MM. Tessier et Vauquelin ; mais on peut dire qu'à ce dernier seul est due l'analyse la plus exacte qui en ait été faite. Et telle était, avant leurs travaux, l'ignorance sur cette partie de l'histoire du seigle ergoté, que l'on attribuait tour-à-tour *sa malignité* à un soufre anodin, à un nitre volatil, à un sel volatil corrosif (Wilisch), à des vapeurs mercurielles (Haberkorn), à une fausse humidité, etc.

Il résulte de diverses expériences faites par M. Vauquelin, lesquelles sont consignées dans le troisième volume des mémoires du Muséum d'Histoire naturelle (1817), et dont le détail serait déplacé dans notre travail ; que l'ergot contient, 1°. une matière colorante jaune fauve, soluble dans l'alcool, ayant une saveur semblable à celle de l'huile de poisson ; 2°. une matière huileuse blanche, d'une saveur douce ; 3°. une matière colorante violette, insoluble dans l'alcool ; 4°. un acide libre, qui paraît être en partie phosphorique ; 5°. une matière végéto-animale très-abondante, très-disposée à la putréfaction, et qui fournit

beaucoup d'huile épaisse et d'ammoniaque à la distil-
lation ; 6°. une petite quantité d'ammoniaque libre,
qu'on peut obtenir à la température de l'eau bouillante.

Enfin, il résulte de cette analyse, que le seigle à
l'état d'ergot ne contient plus d'amidon ; que le gluten
s'y trouve altéré, et qu'il renferme une huile épaisse
et de l'ammoniaque, qu'on ne rencontre pas dans le
seigle ordinaire ou à l'état sain.

Le même chimiste, voulant éclaircir un point important de l'histoire naturelle du seigle ergoté, a fait
une analyse comparative du *sclerotium* ; analyse qui
lui a fourni des résultats tellement différens, qu'il regarde comme erronée l'opinion de ceux qui pensent
que l'ergot est une espèce de sclérote.

Pettehnoffer, cité par Ficinus, dit avoir démontré
(en 1819) l'existence de la morphine dans le seigle
ergoté.

M. Combes, qui a refait l'analyse du seigle ergoté
(1826), dit y avoir trouvé de l'amidon, et que d'ailleurs il lui a été impossible d'obtenir isolé le principe
actif de cette substance.

M. Desgranges rapporte qu'un pharmacien de
Lyon, ayant analysé isolément la partie corticale du
seigle ergoté, y a reconnu une grande quantité de
substance résineuse, soluble dans l'alcool et l'éther,
laquelle n'est peut-être elle-même qu'une modification de l'huile contenue dans la partie interne, qui
s'est oxigénée par le contact de l'air atmosphérique.

Il n'existe point, au moins à notre connaissance;

d'analyse chimique de l'ergot des autres graminées.

Il en est de même de la sphacélaïre ou sphacélie, reconnue ou admise par MM. H. Léveillé et Baudelocque, et dont l'analyse pourrait jeter un grand jour sur l'opinion qu'ils ont émise, relativement aux effets divers du seigle ergoté, tel qu'on l'administre communément. Delà aussi la nécessité, selon M. H. Léveillé, de refaire l'analyse du seigle ergoté proprement dit, et tel que le conçoivent ces auteurs, non qu'il y ait de l'inexactitude dans le travail de M. Vauquelin, mais parce que, d'après leur opinion, ayant confondu, dans la même analyse, et l'ergot et la sphacélaire, on ne sait auquel de ces produits végétaux rapporter tel ou tel principe fourni par l'analyse dont il s'agit.

Quoi qu'il en soit, les résultats obtenus par M. Vauquelin ont servi de base à diverses opinions relatives au produit végétal qu'il a analysé. Ainsi, M. Virey regarde la matière animale, abondante, trouvée dans l'ergot par ce chimiste, comme le principe de cette altération morbide du seigle; tandis que M. Courhaut pense que c'est le principe acide qu'il faut accuser d'être l'origine de l'espèce de maladie du grain dont il s'agit.

Néanmoins, les résultats obtenus jusqu'à présent, peuvent fournir des données utiles pour les préparations pharmaceutiques ou médicinales de cette substance, dans laquelle de nouvelles recherches feront peut-être découvrir un principe actif, *sui generis*, comme on en a récemment reconnu dans l'ipécacuanha, la noix vomique, le quinquina, etc.

CHAPITRE VI.

Historique médical.

DEVANT nécessairement nous borner ici à un his-torique purement médical, nous n'aborderons point, avec quelques érudits, la question de savoir si le seigle ergoté a été connu des anciens ? ou, avec d'autres, si c'est ce produit accidentel du règne végétal que Pline et Théophraste appellent *luxuries vegetum ?* Il en sera de même de plusieurs autres questions, fort curieuses, sans doute, mais tout à fait étrangères à notre objet spécial.

L'historique médical du seigle ergoté, se divise naturellement en deux parties, l'une, ayant trait à la toxicologie et à la pathologie ; l'autre, relative à la matière médicale et particulièrement aux accouchemens.

(A.) *Historique relatif à la Toxicologie et à la Pathologie.*

Relativement à cette première partie, dont nous ne devons nous occuper qu'à cause de ses connexions avec le sujet que nous traitons, nous dirons, d'après M. Goupil, que les funestes effets du seigle ergoté, mêlé aux alimens, furent reconnus, selon Mezerai, par Sigebert de Gremblour, dès l'année 1096, tandis que beaucoup d'autres savans s'accordent à attribuer à Wendelin-Thalius, médecin allemand qui vivait à la fin du seizième siècle, la première description exacte de l'ergot, ainsi que l'indication précise de ses effets pernicieux, ce qu'il fit à l'occasion d'une épidémie causée par cette substance, épidémie qui ravagea la Hesse en 1596. Dans les années 1648 et 1649, la Saxe et la Suède furent en proie à une pareille épidémie. Vingt ans après, les mêmes accidens eurent lieu par la même cause, à Blois et à Montargis. Cependant ce n'est qu'en 1670, que l'académie des sciences de Paris fut informée, pour la première fois, des singuliers accidens survenus dans la Sologne, par suite de l'usage du pain fait avec le seigle ergoté. En 1777, M. Tessier, témoin sur les mêmes lieux d'une épidémie semblable, fit à ce sujet des observations, des recherches et des expériences, dont la relation forme une des parties les plus intéressantes des mémoires de l'ancienne Société royale de médecine, et que consultent avec fruit tous ceux qui veulent s'occuper du seigle ergoté, comme substance délétère.

Depuis ce temps, on a encore observé dans certains points de la France des épidémies du même genre, mais toutes plus ou moins légères. La dernière, qui est signalée par M. Huchedé, eut lieu en Bourgogne, en 1816.

Les accidens manifestes résultant de l'usage du seigle ergoté, pendant un temps plus ou moins long, et dans des proportions plus ou moins considérables, sont de deux genres ; 1°. des vertiges, des spasmes, des convulsions, etc. ; 2°. la gangrène ou le sphacèle des extrémités. Ces deux genres d'accidens, qui se manifestent ordinairement isolément, et dans des circonstances qu'il n'est point de notre objet de déterminer, constituent cet état morbide appelé *ergotisme*, lequel se trouve parfaitement décrit sous ce titre, par M. Renauldin, dans le Dictionnaire des Sciences médicales.

Une chose aussi remarquable qu'elle est importante à faire observer, et sur laquelle nous reviendrons plus loin, c'est que parmi les accidens divers causés par le seigle ergoté, on ne cite d'une manière positive et formelle aucun exemple d'avortement ou d'accouchement prématuré, soit d'enfant vivant, soit d'enfant mort. C'est ce dont nous nous sommes convaincu par des recherches multipliées, tant dans les relations d'épidémies que nous venons de mentionner, que dans la généralité des ouvrages dont les auteurs sont indiqués à la fin de ce Mémoire. Nous citerons surtout nominativement M. Renauldin, qui a donné un précis de la plupart de ces épidémies et mentionné en outre les meilleurs ouvrages publiés sur les effets délétères du seigle ergoté ; et qui cependant ne fait aucune mention d'avortemens observés pendant ces mêmes épidémies, ou signalés dans les ouvrages dont il s'agit ; accidens tellement graves, qu'ils n'eussent pas échappé aux recherches de l'auteur, de l'article *Ergotisme*.

Ce qui est encore fort remarquable, c'est que

M. Tessier est le seul observateur , qui, à notre connaissance , fasse mention d'avortemens par suite de l'usage du pain contenant de l'ergot, et même il le fait d'une manière si laconique , avec si peu de particularités, qu'il est très-probable que cet accident, loin d'être survenu tôt ou tard chez toutes les femmes grosses qui ont fait usage de ce pain , et loin d'avoir frappé cet observateur par sa fréquence, ne s'est manifesté que dans les proportions qui lui sont ordinaires, surtout chez des femmes de la campagne, pauvres , et exposées par leurs travaux pénibles à toute espèce d'accident. Nous ferons la même remarque relativement à une assertion du même genre, naguère reproduite par M. Baudelocque, évidemment d'après M. Tessier.

A cette assertion de M. Tessier, nous pourrions opser celle de Taube, qui, dans la relation de l'épidémie qu'il a observée, dit positivement que les femmes enceintes , atteintes d'ergotisme, n'étaient point sujettes à l'avortement, et que les lochies des accouchées n'étaient nullement dérangées.

Dans tous les cas , il paraît constant que les avortemens survenus pendant l'usage alimentaire de l'ergot , n'ont pas eu lieu dans les premiers temps de l'emploi de ce mauvais grain , qu'ils ne se sont manifestés qu'avec les derniers accidens graves qui en sont le résultat, et lorsque le principe de la vie fortement menacé était près de s'éteindre : ce qui alors ne peut plus être attribué à l'action spéciale de l'ergot sur la matrice , et encore moins à une qualité abortive , mais bien à l'altération profonde de toute l'économie, comme cela se voit dans le cas de violens accidens traumatiques, de maladies aiguës graves, et d'affections chroniques plus ou moins avancées.

Une autre chose encore fort importante à remarquer, c'est que les auteurs ne font également aucune mention de dérangemens ou de suppressions des menstrues, pendant l'ergotisme ; ce qui pourrait jusqu'à un certain point, être considéré ou comme une omission , ou comme un défaut d'observation , si Burghardt ne disait positivement que l'ergotisme convulsif n'empêchait pas le cours des menstrues.

Une troisième chose à considérer, et qui est positive, divers auteurs l'ayant observée plusieurs fois, c'est la persévérance du lait chez les nourrices qui font usage du pain où entre le seigle ergoté. M. Tessier étant encore le seul à notre connaissance qui ait observé et dit le contraire, on peut faire ici des réflexions analogues à celles qui ont eu lieu à l'occasion de l'avortement.

M. Renauldin fait observer de plus, que dans quelques cas, l'ergotisme gangréneux n'attaque point les femmes. Déjà, avant lui, M. Tessier et d'autres observateurs , avaient reconnu que l'ergot agissait beaucoup moins fortement chez les femmes que chez les hommes ; ce qui pourrait bien tenir à ce que les femmes mangeant, en général, beaucoup moins que les hommes, ne consomment pas une aussi grande quantité du pain qui contient ce grain délétère.

Malgré qu'il soit de la plus grande évidence, et hors de doute pour la généralité des médecins, que l'usage prolongé d'un pain contenant de l'ergot, soit la cause immédiate des accidens qui se sont manifestés épidémiquement, lorsque sous l'influence d'une constitution brumeuse, humide, pluvieuse, le seigle a offert l'altération dont il s'agit, plusieurs auteurs, tels que Model, Paulet, Ryan, Schleger et Wolf, ont pensé que ces accidens étaient plutôt dus aux vicissitudes atmosphériques qu'à la maladie du seigle.

Nous devons citer encore ici Hufeland, comme partageant l'opinion de ces auteurs, et pensant en outre que, dans quelques circonstances, les accidens attribués à du seigle ergoté, étaient dus à de l'ivraie.

S'il était nécessaire de réfuter de pareilles opinions, il suffirait de rappeler les expériences faites par M. Tessier, sur différens animaux éloignés de toute condition fâcheuse de l'atmosphère, et qui, nourris avec des alimens où entraient plus ou moins d'ergot, ont éprouvé des accidens analogues à ceux survenus chez l'homme.

D'autres auteurs, tels que Tissot et M. Desgranges, soutiennent une autre opinion bien plus admissible que la précédente, qui est que : séché ou gardé, le seigle ergoté perd une grande partie de ses mauvaises qualités. Cependant, comme il est constant que l'ergot desséché à l'étuve et conservé plusieurs années, possède encore des propriétés particulières, on peut penser que dans cet état, et ingéré à très-haute dose, il pourrait encore être nuisible.

(B.) *Historique relatif à la Matière médicale, et particulièrement aux Accouchemens.*

De même que beaucoup d'autres substances médicamenteuses héroïques, le seigle ergoté n'a long-temps été connu que sous le rapport des effets délétères qu'il exerce sur notre économie ; on peut même dire que c'est seulement aux propriétés vénéneuses de l'ergot, que se bornent encore les connaissances que possèdent sur cette substance, beaucoup de médecins, d'ailleurs fort instruits.

Sans pouvoir indiquer comment a eu lieu la découverte des propriétés obstétricales du seigle ergoté, nous ne pensons pas pour cela, avec quelques auteurs, et en particulier Davies, que c'est en voyant employer cette substance dans la coupable intention de provoquer l'avortement, que les médecins ont été conduits à en faire usage au profit de l'humanité. L'opinion que nous émettrons dans la suite, justifiera celle que nous avançons maintenant.

Le seigle ergoté, signalé pour la première fois, au moins en 1596, pour ses effets délétères, ne se trouve mentionné pour ses propriétés obstétricales, qu'en 1688, par R. J. Camérarius, qui assure que les femmes de certaines contrées d'Allemagne, emploient cette espèce de grain pour accélérer l'accouchement.

Ce qu'il y a de remarquable, c'est que depuis cette époque jusqu'en 1774, aucun auteur ne fait mention du seigle ergoté, comme moyen d'accélérer l'accouchement ; et que seulement à l'époque que nous venons d'indiquer, une lettre fort succincte de Parmentier, au rédacteur du *Journal de physique*, apprend le fréquent usage qu'en faisait pour cet objet, Mme Dupille, à Chaumont dans le Vexin. D'ailleurs cette lettre, qui ne contient que le simple énoncé du fait, laisse toute autre chose à désirer.

Il était réservé à notre honorable confrère et correspondant, M. Desgranges, accoucheur à Lyon, d'apprécier et de bien faire connaître la singulière propriété du seigle ergoté. Cet habile praticien, ayant rencontré en 1777, plusieurs sages-femmes, soit de la ville où il exerce, soit des environs, qui par tradition et souvent avec une sorte de mystère, administraient de l'ergot aux femmes dont le travail marchait avec trop de lenteur, en fit lui-même un grand nombre d'essais, qui la plupart ont été couronnés de succès. Depuis lors, il a publié à ce sujet, à différentes époques et dans divers recueils, le résultat de sa pratique et de ses observations, et a spécifié, avec le plus grand soin, les circonstances particulières qui permettent l'emploi de ce moyen, comme celles qui le contre-indiquent. On peut donc établir que l'art des accouchemens doit au zèle et au savoir de M. Desgranges la connaissance précise d'un moyen le plus avantageux dans la pratique ; moyen qu'il n'a cessé de propager de tous ses efforts, malgré de fortes préventions et une foule de difficultés de tous genres.

A l'époque où M. Desgranges publia ses premières observations, l'emploi du seigle ergoté n'était guère connu en France que dans le département du Rhône et dans les départemens limitrophes. Maintenant l'emploi de cette substance commence à se répandre dans différens points du royaume ; c'est ce que prouve un assez grand nombre d'observations publiées récemment dans les recueils périodiques, par des praticiens de divers départemens.

Au rapport de Dittmer, on en fait aussi usage dans différentes contrées d'Allemagne, et surtout aux environs de Ludwisbourg, où ce médicament est surtout entre les mains des sages-femmes, qui, dit-il, le donnent ordinairement sous forme sèche et par grains, ou par ergots, en nombre impair de cinq à neuf.

A Florence, ainsi que dans d'autres parties de l'Italie, à Londres, et surtout aux États-Unis, le seigle ergoté est employé par des hommes fort recommandables ; on peut même dire que dans la partie de l'Amérique, dont il s'agit, cette substance tient déjà le rang qui lui est dû parmi les autres moyens thérapeutiques ; c'est ce qui est démontré par beaucoup d'observations consignées dans les journaux de médecine américains.

Parmi les médecins qui, avec M. Desgranges, ont le plus contribué à la propagation de ce moyen, soit par leur pratique, soit par leurs écrits, on doit citer MM. Bordot et Goupil, à Paris ; M. Chevreul, à Angers ; M. Pistre, à Tarare, lequel a donné aux sages-femmes des instructions pour l'emploi de ce nouveau médicament ; MM. Orjollet et Huchedé, par leurs thèses soutenues à Strasbourg ; Bigeschi, à Florence; Clark et Davies, à Londres; Dewees et Chapman, à Philadelphie; enfin, Hosack, Prescot, et Stearns, à New-York, lequel Stearns nous apprend que depuis très-long-temps le seigle ergoté est administré par les matrones d'Écosse.

A la suite des auteurs qui viennent d'être cités, comme ayant traité de l'emploi du seigle ergoté dans la parturition, on doit mentionner de nouveau Hosack, qui regarde cette substance comme utile dans certaines affections morbides de la matrice, avec affaiblissement : telles sont la tympanite de cet organe, la leucorrhée, etc.; et aussi Davies, qui l'a employée pour faciliter la sortie des polypes, ou autres excroissances de la matrice. A ce sujet, son traducteur, M. Eusèbe, ajoute que, si ces excroissances sont de consistance molle et cérébriforme, la seule contraction de l'utérus doit suffire pour les détacher ; et que lorsqu'elles sont plus dures, leur répulsion vers le vagin, ou plus en dehors, doit faciliter l'emploi des ligatures ou autres moyens chirurgicaux, par lesquels on cherche à les détacher. M. Goupil conseille aussi le même moyen dans les cas de collection de gaz, qui distendent quelquefois la matrice affaiblie, et dans les amas de sang, suite de retention des règles.

Enfin, nous ajouterons que ce moyen a été employé comme anti-hystérique par Adam Lonicère, qui d'ailleurs n'indique pas le résultat qu'il en a obtenu.

———

CHAPITRE VII.

*Conditions nécessaires pour l'emploi obstétrical
du Seigle ergoté.*

De même que les diverses substances qui font
partie de la matière médicale, le seigle ergoté ne peut
être administré rationnellement dans l'accouchement,
que dans certaines circonstances particulières, qui
peuvent se rapporter à trois chefs principaux.

1°. *Qu'aucun vice de conformation des os du bassin ou des parties molles de la mère ne puisse appor-
ter un obstacle notable au passage du fœtus.*

Si le bassin avait une dimension au-dessous de
celle qui est nécessaire pour livrer assez facilement
passage à l'enfant, par exemple, moins de trois pouces et demi dans le diamètre antéro-postérieur, le
seigle ergoté, en déterminant des contractions utérines, sans possibilité de vaincre l'obstacle mécanique apporté par le bassin au passage de l'enfant,
il pourrait en résulter une rupture de la matrice.

Il en serait de même de tout obstacle apporté au
passage de l'enfant, par une tumeur quelconque si-
tuée dans le petit bassin, et enfin d'une excessive
étroitesse ou d'une grande rigidité de l'orifice de la
vulve.

L'obliquité, ou toute déviation de la matrice, un peu prononcée, serait aussi un obstacle, au moins momentané, à l'emploi du même moyen.

2°. *Que le col de l'utérus, mou et souple, soit déjà entr'ouvert, et que le travail, décidément commencé, dure déjà depuis un certain temps.*

La rigidité, la dureté du col de la matrice par une cause quelconque, ainsi que l'engorgement morbide de cette partie, contre-indiquent essentiellement l'emploi du seigle ergoté; car les contractions expultrices de l'utérus ayant lieu de son fond vers son orifice, l'obstacle apporté par celui-ci à la marche de ces contractions pourrait occasionner une rupture dans un des autres points de l'organe.

Dans le cas de simple rigidité du col utérin, et si cet état ne tenait pas à la pléthore, on pourrait employer un médicament dont M. Chaussier a fait la plus heureuse application à l'art des accouchemens. Ce médicament, d'une action opposée dans le cas dont il s'agit, à celle du seigle ergoté, est l'extrait de belladone appliqué immédiatement sur la partie qui offre la rigidité, c'est-à-dire sur le col utérin *.

C'est aussi dans des cas de ce genre, que les uns ont obtenu des succès, c'est-à-dire le retour des douleurs expultrices, par de légers hypnotiques qui pro-

---

* Voici la formule telle qu'elle est publiée par M^mc. La Chapelle :

    ℞. Extrait de belladone. . . ʒ ij.
      Cérat. . . . . ℥ j.

  Mêlez.

çuraient un sommeil salutaire, et d'autres par des anti-spasmodiques qui faisaient cesser la rigidité du col de la matrice.

C'est surtout Chapman et Prescot, qui ont donné le précepte de n'administrer le seigle ergoté que lorsqu'il y a déjà une dilatation assez prononcée du col de la matrice, dilatation que l'ergot ne saurait produire immédiatement, et que M. Desgranges voulait qui fût de quatre à cinq lignes. Cependant quelques faits semblent prouver que ce moyen a été administré sans inconvénient et a procuré des succès dans des cas où le travail n'était point annoncé par une dilatation du col utérin aussi manifeste. Aussi, M. Desgranges et quelques autres praticiens, qui partagent l'opinion des médecins américains que nous venons d'indiquer, paraissent-ils moins rigourenx sur l'observation de ce précepte. Un d'eux particulièrement appuie son opinion sur l'observation que voici : « Une » femme ayant beaucoup souffert dans trois accou- » chemens précédens et arrivée au terme de sa qua- » trième grossesse, prit du seigle ergoté avant que le » travail fut commencé ; l'orifice de l'utérus n'était » point dilaté, ses bords conservaient leur épaisseur » et leur dureté, et n'étaient point humectés. Au bout » d'une demi-heure l'enfant était venu au monde. » M. Desgranges, auquel nous empruntons cette observation, et qui d'ailleurs est extrêmement réservé sur l'emploi de l'ergot dans des cas de ce genre, établit que ce moyen ne peut alors réussir que lorsque la femme est d'une constitution molle et lâche, qu'elle a déjà fait des enfans, que le col de la matrice est souple; qu'en un mot il existe une réunion de circonstances qui annoncent un accouchement avec peu de douleurs.

Quoi qu'il en soit, nous pensons, d'après tout ce que nous avons dit précédemment, qu'il est imprudent de prescrire ce médicament dans les cas où le travail, quoique prochain, n'est encore annoncé que par quelques signes précurseurs, tels qu'un malaise universel, de la pesanteur vers l'utérus, des douleurs sourdes dans cette partie, etc. En suivant ce précepte, on évite surtout de donner ce remède d'une manière intempestive, nous voulons dire dans le cas où la femme trompée par des sensations douloureuses dans les reins, la vessie, les intestins, la région ombilicale, les ligamens de la matrice, etc., croit qu'elle va accoucher, tandis qu'elle n'éprouve que de *fausses douleurs*. D'ailleurs, jusque-là rien n'indique encore que la matrice ne pourra pas remplir complètement ses fonctions, et si la nature aura besoin d'être secourue de la sorte, dans le dernier acte de la génération; si un état de faiblesse générale pouvait le faire présumer, il faudrait, avant tout, selon le judicieux précepte de M. Desgranges, corroborer la femme d'une manière convenable ; ce que l'on pourrait faire avec de bons bouillons, des potages et même du vin généreux.

Enfin, il est d'autant plus convenable de suivre ce précepte, que jusque-là aussi, on n'a pu s'assurer d'une manière certaine de la position de l'enfant ; chose qu'il faut toujours reconnaître avant d'administrer le moyen proposé.

D'après le précepte dont il s'agit, et les remarques qui le suivent, on voit qu'il ne faut pas se hâter d'administrer le seigle ergoté dans ces cas d'accouchemens prématurés, où les eaux s'écoulent plusieurs jours avant la sortie du fœtus, sans dilatation du col utérin, et sans aucune douleur. En un mot, ici comme dans tous les autres cas, il ne faut pas que l'art agisse avant la nature pour produire la délivrance.

Il est cependant une circonstance dans laquelle il serait peut-être convenable de déroger à ce précepte : c'est lorsque le fœtus, quel que soit le terme de la grossesse, est mort depuis un certain temps, et que cette mort est indiquée par tous les symptômes qui la caractérisent. Dans une telle circonstance, si la matrice ne fait aucun effort pour se débarrasser du corps inanimé qu'elle renferme et qui affaiblit ou diminue sa vitalité, on peut tenter à propos, par ce moyen, de déterminer des contractions anticipées, dont le résultat, quel qu'il soit, ne saurait jamais être funeste.

3°. *Que le fœtus se présente de manière à pouvoir être expulsé naturellement ou sans que l'art soit obligé de changer sa position, et que son volume ne soit pas trop considérable.*

Pour peu que l'on possède les premières notions de l'art des accouchemens, on concevra facilement l'importance de ce dernier précepte, qui n'a besoin d'être appuyé d'aucun raisonnement.

Le fait suivant, que nous rapportons d'après M. Henrischen, prouve cependant que ce précepte

important a pu être méconnu : « Appelé près d'une
» femme dont les eaux étaient écoulées depuis vingt-
» quatre heures, ce praticien la trouva dans un état
» voisin de la mort, et ayant cependant des douleurs
» extrêmement vives et fréquentes. Pendant ce temps,
» une sage-femme lui avait fait prendre une quantité
» de seigle ergoté; les parties génitales étaient tumé-
» fiées, brûlantes et d'un rouge tirant sur le noir.
» Les grandes et petites lèvres se prolongeaient beau-
» coup, le rectum était sorti de trois pouces. M. Hen-
» rischen reconnut qu'une position vicieuse de la tête
» s'opposait à sa sortie, et appliqua le forceps avec
» succès, pour la mère seulement. »

C'est ici le lieu de faire observer que dans le cas
d'un travail déjà avancé, au moins sous le rapport
de la dilatation du col utérin, si l'enfant présentait
les extrémités inférieures, il serait plus rationnel de
terminer l'accouchement avec la main que de chercher à réveiller l'action de l'utérus. Et à ce sujet,
nous ferons remarquer qu'il est très-probable que
cette marche a été généralement suivie, car parmi
le grand nombre d'observations publiées sur l'emploi
du seigle ergoté pour accélérer l'accouchement, nous
n'en connaissons aucune où il soit question que ce
remède ait été administré lorsque l'enfant se présentait de cette manière; bien que M. Bordot donne la
présentation de l'enfant par les pieds ou par les ge-
noux, comme permettant l'emploi de ce moyen.

De même que le volume excessif de l'enfant, soit
dans sa totalité, soit dans une de ses parties, toute

monstruosité avec excès , l'adhérence de deux jumeaux, etc., seraient des circonstances qui s'oppose-
raient à l'emploi de ce médicament. Cependant, si
par un moyen quelconque, on avait remédié à l'excès
de volume de l'enfant ; par exemple, si à l'aide de
la crâniotomie , on était parvenu à réduire une tête
trop volumineuse à une dimension en rapport avec
le détroit du bassin qu'elle doit franchir, on pourrait,
suivant le conseil de Davies, employer le seigle ergoté
pour aider la terminaison de l'accouchement ; bien
entendu, si les autres circonstances le permettaient.

Enfin, il faudrait s'abstenir complètement de l'emploi de l'ergot, s'il était reconnu que le cordon ombilical, contourné plusieurs fois autour du col de
l'enfant, pût être un obstacle à l'expulsion de ce dernier.

Il résulte de tout ce qui vient d'être dit dans ce
chapitre, que : *pour l'emploi méthodique et rationnel
du seigle ergoté dans la parturition, il faut qu'il ne
manque, pour l'expulsion du fœtus, que des contractions utérines suffisantes.*

CHAPITRE VIII.

Circonstances dans lesquelles le Seigle ergoté ne doit pas être administré, ou ne peut l'être qu'avec réserve.

APRÈS avoir indiqué les circonstances dans lesquelles le seigle ergoté peut être administré avec succès, ou au moins sans donner lieu à aucune espèce d'accident, il est indispensable de faire connaître avec soin les cas où il est contre-indiqué, ceux où il serait nuisible. Et d'abord nous établirons que le seigle ergoté, comme tous les autres secours de l'art, ne doit jamais être employé dans l'accouchement, lorsque la nature peut se suffire à elle-même.

Le cas le plus fréquent, où l'ergot serait nuisible, est l'état de pléthore, de turgescence sanguine, caractérisé par la coloration du visage, la douleur de tête, la plénitude et la dureté du pouls, accompagnées de fortes douleurs utérines, sans aucun avancement dans le travail ; le col de la matrice, plus ou moins épais, étant dans un état de dureté, de rigidité, et à peine entre-ouvert. Dans cet état de choses, où la saignée et les autres moyens de détente sont indiqués, le seigle ergoté, loin d'être utile, pourrait devenir dangereux en contribuant à augmenter la rigidité des fibres de la matrice; surtout si, par une persévérance mal entendue, on en multipliait les doses en raison de l'insuccès des premières tentatives.

Le fait suivant, rapporté par Henrischen, démontre les dangers de l'emploi de cette substance en pareil cas. « Une jeune femme, à laquelle une sage-femme avait donné quelques grains de seigle ergoté, afin de rétablir les douleurs qui avaient cessé, eut un prompt retour de ces douleurs, avec une intensité bien supérieure aux précédentes. La femme, dans une espèce de fureur, contracta les mains, saisit la sage-femme par la tête, et aussitôt mit au monde un enfant vivant. » Il ajoute que cette femme avait évidemment une disposition sthénique, et qu'ayant enfanté de nouveau, on reconnut chez elle que la saignée était le véritable moyen de hâter sa délivrance.

C'est donc un précepte que l'on ne saurait trop répéter, avec Prescot, que *le seigle ergoté ne doit jamais être administré pendant le travail de l'accouchement, lorsque la saignée est indiquée.*

Mais si, après l'emploi de la saignée, soit qu'elle ait été trop copieuse, soit autrement, l'utérus tombait dans un état d'inertie, il est bien évident, comme le pense Chatard, que l'on pourrait avoir recours à ce moyen, si, d'ailleurs, rien ne s'y opposait. Chapman et Prescot paraissent même portés à faire succéder assez généralement l'emploi de l'ergot à celui de la saignée, pratiquée chez les femmes en travail, pour opérer une détente générale et locale. Il est vrai que ce dernier tire alors jusqu'à trente onces de sang, ce qui, selon nous, si c'était sa méthode ordinaire, serait une manière inconsidérée d'épuiser les forces, pour recourir ensuite à des moyens auxiliaires, qu'une évacuation sanguine plus modérée eût rendus inutiles.

L'état actuel ou d'imminence de spasme, soit de toute l'économie, soit seulement de la matrice, contre-indique également l'emploi du seigle ergoté. Nous sommes donc loin de partager l'opinion de Chapman et de Stearns, sur l'utilité de ce stimulant utérin, pour hâter la délivrance dans les cas de convulsions puerpérales. Voici, à ce sujet, la singulière théorie émise par ce dernier. Selon lui, pendant le travail, les douleurs peuvent se transporter de l'utérus sur quelques autres parties du corps; si, par exemple, ce sont les muscles qui se trouvent atteints, il surviendra des convulsions; alors, ajoute-t-il, après une saignée générale, l'action du remède, centralisant les forces vitales sur l'utérus, il en résulte des contractions expultrices, et par suite l'expulsion de l'enfant et la cessation de l'état convulsif.

Stearns appuie sa théorie d'un fait fort curieux, qu'il emprunte de Waterhouse, et dont voici les circonstances principales.

« Une femme, d'un tempérament nerveux, d'une constitution délicate, âgée de dix-neuf ans, ayant été atteinte des symptômes précurseurs ordinaires de l'accouchement, je la trouvai (dit Waterhouse) éprouvant de plus des douleurs considérables dans le dos et l'abdomen, ayant une douleur lancinante à la tête, le pouls tendu, quoique naturel pour la fréquence. Une saignée de quinze onces, des fomentations sur l'abdomen et un peu d'opium apportèrent graduellement du calme, et dans la soirée, la femme s'endormit paisiblement. Après une nuit tranquille, il se manifesta quelques symptômes d'égarement, la malade se plaignit de douleurs déchirantes dans l'abdomen, et d'une sensation lancinante à la tête. Ces symptômes augmentèrent au point d'offrir les caractères de la plus horrible convulsion puerpérale, dont j'aie été témoin. La malade articulait les mots les plus incohérens ; ses yeux roulaient dans leurs orbites. S'étant souvent mordu la langue, le sang coulait abondamment de sa bouche, ses extrémités étaient d'un froid mortel. Les spasmes, les contractions violentes des muscles du dos, de l'abdomen, du col et de la mâchoire inférieure, étaient des plus violens. On reconnut, par le toucher, que l'orifice utérin était assez dilaté. Quelques moyens indiqués furent sans succès contre cet état convulsif. Cependant les forces s'épuisaient, le pouls était petit, fréquent ; la respiration laborieuse, *l'aspect et la contenance misérables.* C'est dans cet état que je songeai à lui administrer le seigle ergoté, comme le seul moyen probable de lui sauver la vie. Je délayai trente grains de cette substance dans une petite quantité d'eau chaude, et lui en administrai graduellement en desserrant la mâchoire. Les effets de ce remède furent presque instantanés et vraiment étonnans ; les douleurs, les spasmes disparurent, les idées devinrent saines, régulières ;

la malade sortit comme d'un sommeil accablant, se plaignant de beaucoup de faiblesse. On lui administra une bonne tasse de thé avec de la nourriture légère; elle tomba dans un sommeil paisible. Dans la soirée suivante, des douleurs franches et suivies se manifestèrent, et je la délivrai en peu de temps de la manière la plus heureuse. »

Cette observation, extrêmement curieuse d'ailleurs, n'est cependant pas suffisante, ce nous semble, pour infirmer notre assertion ; d'abord parce que, en médecine, on ne peut, sur un seul fait, établir un précepte ou en détruire un déjà établi ; ensuite parce que la promptitude avec laquelle les convulsions ont cessé, après l'ingestion du médicament, peut faire douter que ce résultat soit dû à son action. Ajoutons à cela une remarque fort importante ; c'est que, dans le cas dont il s'agit, la délivrance n'a été que l'effet secondaire du seigle ergoté ; l'expulsion de l'enfant n'ayant eu lieu, qu'assez long-temps après l'emploi du seigle ergoté, dont l'effet immédiat a été la cessation de l'état convulsif qui s'opposait à une délivrance spontanée.

Un autre médecin américain, Brinkle, rapporte un cas analogue au précédent. Une femme en travail était atteinte de convulsions, et depuis la veille qu'elles duraient, on avait inutilement employé la saignée, les vésicatoires, les synapismes, etc. Le seigle ergoté ayant été administré, l'enfant vint au monde au bout d'une heure et demie, et tous les accidens cessèrent.

Malgré le succès assez évident du seigle ergoté

dans le cas dont il s'agit, l'auteur émet cependant des doutes sur l'efficacité de ce médicament, contre les convulsions puerpérales.

L'opinion analogue que Davies a émise sur cette propriété particulière du seigle ergoté, sans citer d'ailleurs aucun fait à l'appui, et qui en conséquence nous a paru extrêmement hasardée, se trouvant cependant justifiée par les observations précédentes, nous l'exposerons ici telle que la rapporte M. Huchedé : « Davies, dit-il, lui reconnaît (au seigle ergoté) l'avantage, 1.º de reconnaître les spasmes dont la matrice peut être le siège ; 2.º de réveiller les contractions de l'utérus, lorsqu'elles sont languissantes ou qu'elles ont totalement cessé, particulièrement dans le cas où l'inertie de la matrice paraît dépendre d'une rigidité dans les fibres de cet organe. »

Quoi qu'il en soit, nous pensons que les deux faits qui viennent d'être rapportés, et l'opinion de Davies qu'ils justifient, sont loin d'être suffisans pour établir comme précepte, l'administration du seigle ergoté dans tel ou tel cas de convulsions puerpérales ; et que si l'on se hasarde à renouveler les essais de Waterhouse et de Brinkle, ce ne doit être qu'avec une extrême réserve, et lorsque l'on serait d'ailleurs en mesure de remédier immédiatement aux accidens existans, si le cas l'exigeait.

Une autre circonstance qui s'oppose encore, au moins jusqu'à un certain point à l'emploi du seigle ergoté, est une extrême susceptibilité nerveuse habituelle ou passagère, existante chez la femme en travail ; car on a remarqué dans des circonstances de ce genre, que ce moyen fatigue et souvent échoue. Il en est de même dans le cas de débilité générale, plus ou moins grande.

Il faut aussi, autant que possible, éviter de le donner aux femmes dont l'estomac est habituellement irritable, et qui en conséquence vomissent facilement. Par la même raison, on ne le donnera qu'avec ménagement à celles qui auraient beaucoup vomi pendant leurs grossesses.

C'est encore avec une grande circonspection que l'on peut se permettre d'administrer le seigle ergoté, chez les femmes dont la matrice, habituellement douée d'une excessive sensibilité, est fréquemment dans un état d'irritation, tenant à des écarts de régime ou à des excitations extérieures.

Enfin, et jusqu'à une plus grande expérience, ne fût-ce que dans la crainte d'une récidive fortuite, et à laquelle le seigle ergoté serait certainement toutà-fait étranger, il est prudent de ne pas l'administrer aux femmes qui, dans des couches précédentes, auraient été atteintes de métrite ou de péritonite. Néanmoins, au rapport de M. Billard, on a vu le seigle ergoté administré sans aucun inconvénient, sans aucune suite fâcheuse, à des femmes en travail, tandis que la péritonite regnait chez beaucoup d'accouchées.

4

CHAPITRE IX.

Préparations, Doses et Modes d'administration.

LES diverses préparations ou les différentes formes sous lesquelles on administre le seigle ergoté sont :

1°. La poudre ;
2°. L'infusion, *Infusum ;*
5°. La décoction, *Decoctum ;*
4°. L'extrait aqueux ;
5°. La teinture alcoolique ;
6°. La teinture éthérée ;
7°. L'extrait alcoolique ;
8°. Le sirop *.

Poudre. La plus simple des préparations du seigle ergoté, celle qui sert à presque toutes les autres, et qui jouit de propriétés d'autant plus manifestes, qu'elle est plus fine et plus récente, est la poudre. Cette préparation, reconnue jusqu'à ce jour comme la plus active et la plus efficace, est aussi celle sous laquelle on administre le plus généralement le seigle ergoté. D'après ses vertus, cette poudre a reçu les noms de

---

* M. Desgranges qui, dans un de ses écrits, donne le nom de *calcar* au remède fourni par le seigle ergoté, indique ce sirop sous la dénomination de *sirop de calcar.*

pulvis parturiens, (par Stearns); de *pulvis partum accelerans*, de *poudre obstétricale*, (par M. Desgranges); de *poudre ocyotique*, etc., (par M. Bordot).

De même que pour les autres préparations du seigle ergoté, la dose à laquelle on administre la poudre de cette substance, varie selon les circonstances particulières où se trouve la femme en travail, qui a besoin de ce secours. Ainsi, toutes choses égales d'ailleurs, et à défaut de connaître la susceptibilité de la personne pour ce médicament, la dose sera plus forte chez la femme déjà d'un certain âge, chez celle qui est d'un tempérament lymphatique, et chez celle qui est faible ou peu irritable. Par la raison inverse, cette poudre sera donnée à plus petite dose à la femme qui est jeune ou nerveuse, qui est forte ou plus ou moins irritable. La dose devra encore varier, selon la sensibilité particulière de l'estomac ou de l'utérus ; selon le courage ou la pusillanimité de la femme, la durée du travail, et le temps qui se sera écoulé depuis la rupture de la poche des eaux. Il en sera de même par rapport au volume de l'enfant, etc. Enfin, c'est un précepte établi par les auteurs les plus recommandables, que le seigle ergoté doit être donné avec beaucoup plus de ménagement aux femmes primipares, qu'aux autres.

La poudre dont il s'agit se donne depuis la dose de dix grains, qui est le maximum de ce qu'emploie Stearns, jusqu'à celle de quatre-vingt-dix, et même plus dans le cours du travail de l'enfantement.

On administre ordinairement cette poudre dans

un véhicule plus ou moins abondant, selon la dose à laquelle on veut la faire prendre ; véhicule qui ordinairement ne dépasse pas un verre.

Le véhicule à employer peut être inerte ou presque inerte, tel que l'eau légèrement rougie, l'eau sucrée, avec ou sans addition d'eau de fleurs d'oranger, l'infusion de fleurs de tilleul, de feuilles d'oranger, le bouillon gras, pur ou coupé, etc. On a aussi administré cette poudre dans des confitures.

L'ergot en poudre n'ayant point de saveur désagréable, on ne le donne pas sous la forme de bols, de pilules, etc. ; formes sous lesquelles d'ailleurs il pourrait perdre une partie de son activité, ou n'agir que plus lentement.

Comme on ignore ordinairement le degré d'action que cette substance est susceptible d'exercer chez la personne à laquelle on l'administre, et qu'il y aurait de graves inconvéniens à risquer un accouchement trop prompt, on n'en porte guère de prime-abord la dose au-delà de vingt grains, donnés en une seule fois, ou en deux plus ou moins rapprochées. Mais si au bout d'un certain temps après l'ingestion de ce médicament, une heure, par exemple, il n'en résulte aucun effet sensible vers l'utérus, on peut en donner de nouveau une égale quantité, en une seule fois. S'il devenait nécessaire d'en administrer une troisième, on pourrait la porter à trente grains. Dans le cas où, au bout d'un certain temps, cette troisième dose ne produirait aucun effet, il serait possible d'en donner une quatrième du même poids ; après quoi la prudence veut que l'on s'arrête ; quelle que soit d'ailleurs la lenteur du travail , ou le degré d'inertie de la matrice.

On conçoit que la manière d'administrer le seigle ergoté , de même que toutes les autres substances médicamenteuses, peut varier à l'infini, et que ce qui vient d'être dit sur son mode d'administration, est loin de constituer un précepte invariable ; l'ergot pouvant être prescrit de différentes manières, selon les circonstances où se trouve la femme en travail, et aussi selon les vues particulières de la personne qui l'emploie.

Nous ferons remarquer que, donné à trop petites doses, le seigle ergoté ne détermine que de faibles contractions de l'utérus, qui fatiguent plutôt cet organe qu'elles ne lui donnent la faculté d'expulser ce qu'il contient.

Ainsi que nous l'avons dit , la poudre de seigle ergoté est ordinairement administrée dans un véhicule inerte ou presque inerte , et sans addition de substance capable d'en seconder ou d'en modifier les effets ; et c'est surtout de cette manière qu'il faut procéder, lorsqu'on veut en bien reconnaître et en déterminer exactement l'action. Cependant quelques auteurs ont recommandé , pour en augmenter l'activité ou pour en faciliter l'administration, de le donner dans du vin , et surtout du vin généreux ; tel est Balardini qui le prescrit dans du vin blanc, ayant remarqué que dans ce véhicule , l'estomac le supportait constamment. D'autres ont conseillé d'y ajouter une certaine dose de musc, de gérofle, d'huile essentielle de muscade, de menthe, etc. M. Bordot, sans en dire la dose, y associe la muscade elle-même avec une certaine quantité de sucre. M. Goupil se loue de la formule suivante :

Prenez Seigle ergoté, pulv. . . . . ʒ j.
Sirop simple. . . . . ℥ jß.
Esprit de menthe . . . . g^{tes} iij.

Mêlez dans un mortier.
Donnez par cuillerées, à dix minutes d'intervalle.

Nous pouvons ajouter que dans la plupart des cas où l'on croit devoir faire quelque addition à la poudre d'ergot, on peut consulter le goût de la femme, afin d'éviter, s'il est possible, les substances qui pourraient lui déplaire.

Les divers mélanges dont il vient d'être fait mention, sont, en général, de nature à ajouter à l'action du seigle ergoté. Il nous reste à en indiquer un, rapporté par Stearns, d'après Gill, mélange qui paraît devoir au contraire diminuer cette action ; il s'agit d'une espèce de mixture préparée avec trente grains d'ergot et un grain d'opium en suspension ou en solution dans un verre à liqueur d'eau pure, mixture que l'on donne par demi-cuillerée ou par cuillerée chaque dix minutes. Stearns ajoute qu'à l'aide de cette préparation on réussit à rappeler le travail lorsqu'il est suspendu. D'ailleurs il ne spécifie pas le cas particulier où elle doit être employée ; mais tout fait penser qu'elle ne peut convenir que s'il y a un état de rigidité ou de spasme du col de la matrice, et que si cet état est la seule cause de la suspension du travail. Alors, selon notre opinion, ce ne serait que l'opium qui agirait, et en conséquence à quoi bon le seigle ergoté, qui d'ailleurs serait contre-indiqué.

Nous ajouterons ici une remarque assez importante, c'est que, chez beaucoup de femmes, et même en général dans certaines familles, le seigle ergoté ne doit être donné que secrètement, ou au moins à l'insçu de la plupart des assistans, à cause des préventions ou des répugnances qui pourraient s'opposer à son emploi. Dans la plupart des cas, cette administration secrète est des plus faciles.

Infusion. (Thé de seigle noirci des sages-femmes américaines.) On prépare ordinairement l'infusion de seigle ergoté en faisant infuser quarante à soixante grains de la poudre, et même plus ; ou un gros et au-delà du grain concassé, dans un verre d'eau bouillante ; on laisse plus ou moins refroidir, on passe, et on fait prendre cet *infusum* en deux doses égales à une heure de distance, en ajoutant du sucre à volonté. On conçoit qu'il serait inutile de donner la seconde dose, si la première agissait d'une manière satisfaisante. C'est à ce genre de préparation que M. Chevreul et Akerley donnent la préférence. Waller pense que cette infusion préparée, même avec deux gros de poudre, peut être administrée sans inconvénient.

Décoction. — La décoction de seigle ergoté (*decoctum parturiens* de quelques auteurs), se prépare également, soit avec la poudre que l'on fait bouillir pendant un quart d'heure à la dose de trente à cinquante grains dans un verre d'eau, soit avec l'ergot concassé que l'on peut porter jusqu'à un gros ou deux pour la même quantité de liquide, et faire bouillir un peu plus long-temps.* Ce *decoctum* s'administre de la même manière que l'*infusum*.

Prescot employait ordinairement le *decoctum* d'un gros de poudre dans quatre onces d'eau, qu'il donnait par tiers à un certain intervalle, ou par cuillerées, de dix en dix minutes.

Mme. Lachapelle, d'après les conseils de M. Chaussier, a porté la dose de poudre d'ergot jusqu'à deux gros, qu'elle administrait tantôt en infusion, tantôt en décoction, en y laissant la poudre, que l'on faisait avaler avec le liquide ; dose qui, entre ses mains, ne fut suivie ni de succès, ni d'accident.

Quelques autres personnes conseillent aussi de faire prendre la poudre avec le véhicule, soit qu'il y ait eu infusion ou décoction, ce qui peut tout au plus se pratiquer quand cette poudre n'excède guère la dose que l'on donne en simple suspension. Sans cela il en résulterait un breuvage dégoûtant, qui pourrait fatiguer l'estomac et en être rejetté.

On fait aussi une décoction avec le grain entier, dont on porte la dose à plusieurs gros et même, si l'on en croit Foot, jusqu'à une once, (ce qui nous

---

* M. Baudelocque a constaté que le seigle ergoté, tel qu'on l'emploie ordinairement, ne perd, pendant une ébullition de dix minutes, que douze grains par gros.

paraît une quantité prodigieuse) pour un verre d'eau que l'on soumet à une ébullition assez prolongée. Le *decoctum* qui en résulte est alors donné par cuillerées et à des intervalles plus ou moins rapprochés.

M. Desgranges a proposé de faire subir à ce grain, avant de l'employer soit en poudre, soit concassé, etc., un certain degré de torréfaction. En résulterait-il plus ou moins d'activité dans l'action de ce remède, ou toute autre modification? c'est ce que l'expérience n'a point encore enseigné.

Le même praticien a essayé d'administrer isolément l'écorce violacée ou noirâtre de ce grain, dépouillée autant que possible du parenchyme ou partie intérieure blanchâtre. C'est dans cette enveloppe, dit-il, que paraît résider la propriété *utérine* de l'ergot. Donnée à la dose de quatre à six grains, elle lui a paru produire autant d'effet que trente grains de la poudre préparée avec le grain entier.

Peut-être devrait-on essayer aussi d'employer l'ergot à l'état d'altération ou de vermoulure dont il a été fait mention, chapitre IV. Ce grain, généralement réduit à sa partie corticale et répandant une odeur très-prononcée, jouit sans doute aussi d'une activité particulière qui, dans tous les cas, n'en permettrait l'essai qu'à des doses très-minimes.

Quant aux autres préparations du seigle ergoté que nous avons indiquées, savoir : l'*extrait aqueux*, la *teinture alcoolique*, la *teinture éthérée*, l'*extrait alcoolique* et le *sirop*, comme nous ne possédons rien de bien déterminé sur leurs effets ou leurs avantages particuliers, nous nous bornerons seulement à les indiquer, engageant d'ailleurs ceux qui en auraient le désir ou l'occasion à les employer et à en déterminer les effets comparativement avec ceux de la poudre.

Au rapport de M. Desgranges, plusieurs de ces préparations sont déjà usitées à Lyon; et Godeville, cité par M. Bordot, fait spécialement usage de l'extrait.

Le seigle ergoté, comme beaucoup d'autres médicament, peut être administré en lavement. C'est même à ce seul mode d'administration qu'il faut avoir recours, lorsqu'une trop grande susceptibilité de l'estomac, des nausées, des vomissemens, une répugnance de la part de la femme, des préventions dans l'esprit des assistans, le désir ou la nécessité de laisser ignorer le moyen que l'on emploie, ou enfin toute autre cause, ne permettent pas de donner par la voie ordinaire le médicament dont il s'agit. On pourrait même le donner d'abord en lavement, les sympathies ou les rapports qui existent entre le rectum et l'utérus devant être nécessairement très-favorables à la prompte action du médicament. Ordinairement le seigle ergoté ne détermine pas plus de sensations sur l'intestin que sur l'estomac ; cependant il arrive que ce médicament, ainsi administré, reste assez peu de temps dans le rectum qui en expulse au moins une partie, comme il le ferait d'un lavement ordinaire. C'est surtout à cause de cette circonstance, et aussi par rapport à la moindre sensibilité de l'intestin, que le seigle ergoté, administré sous forme de lavement, doit toujours l'être à dose plus forte que quand il est donné par les voies supérieures. Ainsi on en fait bouillir un à deux gros, en poudre ou concassé, dans un demi-setier d'eau : on passe et on administre en une seule fois. Dans le cas d'insuffisance ou d'insuccès d'une première dose, on peut réitérer de même que dans l'autre mode d'administration.

CHAPITRE X.

Effets du Seigle ergoté sur la matrice, etc.

Pour bien apprécier les effets du seigle ergoté administré dans la parturition, il est nécessaire d'avoir égard aux climats et aux saisons dans lesquels on en fait usage; à l'âge, au tempérament, à l'état des forces et à la manière de vivre de la femme; il faut indiquer si elle est primipare ou le nombre de ses grossesses précédentes, et les circonstances qui les ont accompagnées; il faut en outre avoir égard à la durée et à l'état du travail; et enfin à la dose du médicament, ainsi qu'à son mode d'administration : toutes choses sur la plupart desquelles les observations particulières publiées jusqu'à ce jour, laissent beaucoup à désirer. Néanmoins nous ferons remarquer, sans en tirer aucune conséquence, que le seigle ergoté est généralement plus employé dans les climats chauds que dans tout autre, et que dans le nord, par exemple, on n'en fait aucun usage.

Quoi qu'il en soit, voici en général les effets, que produit le seigle ergoté, dans l'acte de la parturition : peu de temps après l'administration d'une quantité convenable de cette substance, c'est-à-dire, au bout de dix à quinze minutes, selon la disposition individuelle de la femme*, les contractions de la matrice, ou si l'on veut, les douleurs utérines naguère languissantes, faibles, éloignées ou tout-à-fait nulles, se manifestent d'une manière plus ou moins prononcée. Ordinairement, les premières douleurs qui se font ressentir sous l'influence de cette substance, sont médiocres, et cependant elles ont déjà pour la femme un caractère différent de celles qui avaient précédé. Lorsqu'il existe des douleurs de reins, elles ne tardent pas à disparaître, et sont remplacées par des douleurs utérines, qui deviennent bientôt expultrices. De même, s'il y a des douleurs utérines plus ou moins prononcées, sans être néanmoins expultrices, ce moyen leur fait prendre le caractère qui leur manquait. Dans tous les cas, et en raison de la sensibilité ou de la susceptibilité individuelle, ces douleurs acquièrent bientôt une telle violence, que la femme, qui jusque là avait à peine poussé quelques soupirs, jette des cris qui indiquent et ses souffrances et les violentes contractions utérines qui en sont la cause. En même temps la figure s'anime, les yeux

---

* Sur 20 cas où Prescot prit note de la durée du temps que l'ergot mit à agir :

Il y en eut 2 où le médicament agit au bout de 7 minutes :

1 au bout de 8 ;

7 au bout de 10 ;

3 au bout de 11 ;

3 au bout de 15 ;

4 au bout de 20.

deviennent vifs, brillans, le pouls s'accélère, reprend de la force, etc. ; phénomènes qui infirment évidemment l'assertion de Davies, qui dit que la circulation n'a jamais été affectée, quelle qu'ait été la violence des douleurs ; mais, phénomènes qu'il ne faut regarder que comme secondaires et déterminés entièrement par les douleurs utérines, ainsi que cela s'observe chez la plupart des femmes qui sont dans le cours ou à la fin d'un travail bien prononcé.

Avec ces phénomènes physiques, quelques auteurs, et en particulier Foot, ont observé, dans le moral de certaines femmes, une irritabilité manifeste, caractérisée par de l'agitation, de l'impatience, de l'emportement, de la violence, survenant spontanément ou par des causes très-légères. Ces derniers phénomènes, résultat d'une excitation cérébrale causée par la douleur et survenant pendant le cours de beaucoup d'accouchemens, où le seigle ergoté n'a point été employé, ne sauraient en conséquence être attribués à cette substance, qui n'a d'ailleurs aucune action sur le cerveau.

Si, pendant les douleurs, on porte la main sur le bas-ventre, on sent le globe utérin contracté, résistant, et se prononçant fortement sous les parois abdominales, qui en secondent les effets. Cet état de contraction, de resserrement de la matrice, est tel que le fœtus ne remonte point, et reste immobile jusqu'à ce qu'un nouvel effort le fasse descendre encore ; il devient même chez quelques sujets tellement actif que la femme d'un médecin, de laquelle M. Chevreul rapporte l'observation , sentait que , dans l'intervalle des tranchées , la matrice ne cessait d'agir sur l'enfant et le chassait continuellement au-dehors.

Par le toucher, on reconnaît , suivant le degré du travail , que l'orifice de la matrice , plus ou moins dilaté et aminci , laisse saillir la partie du corps de l'enfant qui se présente , ou la poche des eaux , si par hasard elle n'est pas encore rompue. En un mot tout annonce le retour ou l'existence du travail et une délivrance très-prochaine , laquelle a lieu très-souvent, une demi-heure après l'emploi du médicament, surtout si la femme n'est pas primipare.

L'enfant expulsé , la matrice continue de se resserrer, de revenir sur elle-même par la contractilité qu'elle possède , soit naturellement , soit par l'effet du remède. La femme n'éprouve alors d'autres douleurs que celles qui ont lieu pour la délivrance , laquelle s'opère , toutes choses égales d'ailleurs, comme si aucun remède n'avait été employé.

On doit à M. Chevreul l'observation que le sang fourni par le placenta , n'offre dans cette circonstance aucun caractère particulier.

Relativement à la délivrance , nous devons dire ici que nous ne connaissons aucun fait de l'emploi secondaire du seigle ergoté, pour déterminer l'expulsion du placenta ; ce remède ayant déjà été administré pour accélérer l'accouchement. Sans trop préjuger nous pouvons en conclure que les contractions de l'utérus sollicitées par l'ergot , dans le cas d'inertie de cet organe pendant la parturition , se prolongent suffisamment dans tous les cas, pour déterminer l'expulsion du placenta ; de même que pour s'opposer à toute hémorrhagie ; car il n'est pas d'exemple que ce genre d'accident se soit manifesté après l'emploi de ce médicament, bien qu'il ait souvent été donné à des femmes qui, à la suite d'autres accouchemens, avaient éprouvé des pertes plus ou moins considérables. Ces remarques confirmeraient l'opinion de Foot, qu'après la délivrance, les contractions utérines, déterminées par l'ergot, durent encore pendant douze à quinze minutes.

Quant aux suites de couches, tant sous le rapport des lochies, de la secrétion du lait, que des autres phénomènes concomittans ou subséquens, tout a lieu comme de coutume. Cependant quelques auteurs, et en particulier Prescot, ont observé que lorsque le seigle ergoté avait été employé pour favoriser l'accouchement, les lochies étaient bien moins abondantes que dans les autres cas. Il rapporte même que chez deux femmes cette évacuation cessa complètement le deuxième ou le troisième jour après la délivrance, sans qu'il en soit résulté aucun accident.

Dans une des observations de M. Goupil, relatives à l'emploi du seigle ergoté dans la parturition, il est dit aussi que l'écoulement des lochies fut très-peu abondant ; mais il est bon de faire observer que ce médicament fut alors administré pour combattre une perte considérable ; et que dans tous les cas d'hémorrhagies uterines après l'accouchement, l'écoulement dont il s'agit, est toujours plus ou moins diminué.

Quant à nous, dans tous les cas où nous avons administré le seigle ergoté (ce que nous n'avons jamais fait que dans l'accouchement proprement dit.), les lochies ne nous ont rien offert de particulier ni pour la quantité, ni pour la nature, ni pour la durée.

M. Goupil fait encore mention de coliques assez vives survenues chez deux femmes auxquelles il a administré ce remède ; mais, comme l'une d'elles était à sa troisième couche et l'autre à sa quatrième, que conséquemment toutes deux se trouvaient dans les circonstances où les coliques se manifestent presque toujours, on ne peut rien conclure delà contre le seigle ergoté. Dans la dernière observation, rapportée par le même auteur, il est encore fait mention qu'il survint une sorte de ténesme, de besoin d'aller à la selle, de douleurs vives dans les reins, d'efforts comme pour accoucher, etc.; ce qui engageait la femme à pousser comme dans le travail; cet état dura une partie de la journée où elle accoucha. Cet ensemble de phénomènes, qui est loin de constituer un accident, est-il dû, comme le pense l'observateur, à une action prolongée du seigle ergoté?

Dans quelques cas, l'espoir d'une prompte délivrance ne se réalise pas, et au bout d'un certain temps, une heure ou deux par exemple, les contractions utérines, provoquées par le seigle ergoté, languissent, s'éloignent, et même cessent complètement. Il est nécessaire alors, si rien ne s'y oppose, d'avoir recours, ainsi que nous l'avons déjà dit, à une ou à plusieurs autres doses de ce médicament, dont on obtient le plus ordinairement l'effet désiré.

Cependant il est des cas où le seigle ergoté, tout en déterminant des contractions utérines très-prononcées, finit par rester impuissant contre les obstacles que la tête, après avoir franchi le col de l'utérus, a encore à surmonter, soit au détroit supérieur, soit de la part de la vulve, chez quelques femmes primipares. C'est alors, qu'à l'exemple de M. Chevreul, et au bout d'un certain temps d'efforts infructueux, il faut terminer l'accouchement par le forceps. Cette pratique, ou si l'on veut, cette nécessité, n'infirme d'ailleurs en rien les bons effets du médicament qui, dans les cas de ce genre, est encore un moyen d'accélérer le travail, en déterminant la dilatation complète du col utérin, et favorisant ainsi l'emploi des instrumens.

Quant aux cas d'insuccès complets, il en sera parlé plus loin.

Il arrive chez quelques femmes, par une des causes déjà indiquées, ou par diverses circonstances, qu'une plus ou moins grande quantité du médicament, est rejettée par le vomissement, peu d'instans après son ingestion. Le plus ordinairement une nouvelle dose l'est également. C'est alors, ainsi que nous l'avons dit, le cas de l'administrer en lavement. Ce qu'il y a de remarquable, c'est que chez certaines femmes, malgré l'éjection, même presque complète, du seigle ergoté, il n'en est pas moins résulté une action marquée vers l'utérus, soit uniquement par l'effet de ce qui est resté du médicament dans l'estomac, soit par les secousses imprimées par le vomissement à toute l'économie, et en particulier à l'utérus lié sympathiquement avec l'estomac.

Nous rapprocherons de ce phénomène, que produit quelquefois le seigle ergoté, un autre phénomiène, observé chez une seule femme peu de temps après l'ingestion de ce médicament, administré, à la vérité, à la dose d'un gros et demi en deux fois. C'est un état d'ivresse qui dura une heure. D'ailleurs M. Goupil, qui fait mention de ce genre d'accident dans sa 15e observation, ne pense pas qu'il soit l'effet de ce médicament.

De même que le médecin instruit et judicieux convient que la nature, dans plus d'une circonstance, *aurait guéri* aussi bien sans lui qu'avec son assistance; l'accoucheur doit avouer aussi, que dans quelques cas, où l'emploi du seigle ergoté peut d'ailleurs avoir été parfaitement indiqué, la délivrance aurait eu lieu, peut-être tout aussi promptement, sans aucune espèce de moyen auxiliaire; car on voit journellement le travail de l'accouchement tout-à-fait suspendu, même depuis un temps assez long, reprendre son cours spontanément, et la délivrance s'effectuer avec une promptitude telle, que l'accoucheur est quelquefois en défaut.

Cette espèce de déclaration que nous croyons devoir faire au nom des partisans du seigle ergoté, servira de réponse à certains argumens de leurs adversaires, qui les supposent aussi prévenus en faveur

5.

de ce moyen, qu'ils le sont contre; tellement, que d'une part ils ne les croient pas capables de reconnaître, que dans quelques cas la nature aurait agi sans aucun secours ; et que de l'autre, ils prétendent que tous les succès de l'ergot ne sont qu'apparens, les contractions utérines ralenties, affaiblies ou suspendues depuis plus ou moins de temps, étant toujours, selon eux, au moment de se ranimer ou de reparaître lorsqu'on a administré le remède dont il s'agit. Cependant il est de toute évidence, que dans la plupart des cas le retour des douleurs et la délivrance, qui ont lieu à la suite de l'emploi méthodique du seigle ergoté, sont aussi bien dus à ce moyen, que les nausées et les vomissemens qui surviennent après l'emploi de l'émétique sont dus à ce médicament.

Nous terminerons ce chapitre en faisant encore remarquer que, lorsque les douleurs ne se raniment qu'après plus d'une demi-heure de l'emploi de l'ergot, tout porte à croire qu'il est étranger au retour du travail, et qu'à plus forte raison, l'accouchement qui n'a lieu, dans ce cas, que plusieurs heures après l'administration de ce remède, s'est effectué sans son influence.

CHAPITRE XI.

Manière d'agir du Seigle ergoté.

La manière d'agir du seigle ergoté, pour déterminer l'accouchement, est encore couverte d'un voile des plus épais. Ce qu'il y a de plus évident, c'est que cette substance produit ce singulier effet, en réveillant ou en déterminant les contractions utérines, affaiblies ou suspendues pendant le travail de l'enfantement. Ce qu'il y a d'évident encore, c'est que le seigle ergoté n'agit sur l'utérus que d'une manière sympathique; les contractions utérines survenant peu de temps après l'ingestion ou l'administration de ce médicament, ce qui, malgré l'opinion contraire émise par Hall et M. Guiaud, éloigne toute idée d'absorption, de passage dans les voies de la circulation, et d'action immédiate (si l'on peut s'exprimer ainsi) sur l'organe utérin.

Cette remarque est fondée particulièrement sur ce qui se passe lorsque le seigle ergoté est administré par la bouche ; car alors il est bien évident qu'il agit en mettant en jeu, d'une manière qui lui est propre, les sympathies que l'estomac exerce sur l'utérus, et d'où résulte la somme nécessaire de contractions expultrices à l'aide desquelles cet organe se débarrasse du produit de la conception. Une observation qui tendrait à confirmer que c'est par sympathie qu'agit sur-tout alors le seigle ergoté, c'est que, selon la remarque de M. Billard, ce médicament cesse d'agir ou d'occasionner des contractions utérines, lorsqu'ayant franchi l'estomac, il est parvenu dans l'intestin grêle, qui n'a aucune action sympathique connue avec la matrice. C'est ici le lieu d'ajouter que , pris par la bouche, il n'agit point d'une manière irritante sur le tube intestinal, et ne détermine aucune espèce d'évacuation alvine.

Quant à la manière d'agir du seigle ergoté, lorsqu'il est administré en lavement , on peut également établir qu'elle est le résultat d'une action sympathique; le rectum et la matrice ayant des rapports de différens genres démontrés ou constatés par une foule de faits anatomiques, physiologiques et pathologiques.

Le mode d'action du seigle ergoté , lorsqu'on injecte dans les veines un liquide qui en est plus ou moins chargé, comme l'a fait M. Girard pour accélérer la parturition chez une vache, s'explique par cette sensibilité élective qui fait qu'un médicament , dont l'action est plus ou moins spéciale sur tel ou tel organe , injecté dans les veines ou introduit dans l'économie par toute autre voie qui en est plus ou moins éloignée, n'en agit pas moins, au bout d'un certain temps sur ce même organe , que s'il y était appliqué immédiatement. C'est ce qui a lieu, par exemple , lorsqu'on injecte une solution d'émétique dans les veines, injection qui ne tarde pas à produire le vomissement.

Dans le cas où le seigle ergoté serait porté immédiatement sur le col de la matrice ou même dans cet organe par des injections, l'action, pour être immédiate, n'en serait pas autrement explicable, qu'en disant qu'il agit alors en mettant directement en jeu la contractilité de l'organe lui-même.

Foot, Waller, et Mackensie (cité par Waller), tout en reconnaissant aussi que le seigle ergoté n'agit comme moyen obstétrical que d'une manière sympathique, transportent, à l'aide du système nerveux, cette sympathie sur le système musculaire , que dans la circonstance dont il s'agit , ils regardent tous trois, à quelques modifications près, comme l'agent actif de la délivrance, supposant que le diaphragme et les muscles abdominaux entrent alors dans un état convulsif. L'un d'eux, Waller, appuie en particulier son opinion sur la similitude qu'il suppose exister entre les effets de l'ergot administré méthodiquement et l'ergotisme convulsif qu'il assimile aux phénomènes résultant de l'action de la noix vomique sur l'économie animale. Mais, ainsi que nous le dirons plus loin , il n'existe rien de convulsif dans les effets du seigle ergoté administré méthodiquement. Aussi , selon nous, une partie de cette théorie doit-elle être regardée comme erronée.

Stearns, qui admet aussi que le seigle ergoté agit sympathiquement de l'estomac sur l'utérus, suppose que ce médicament produit sur ce dernier organe un

effet débilitant, à la manière des vomitifs sur toute l'é-
conomie, et en conséquence qu'il agit comme la
saignée, c'est-à-dire en produisant une détente ;
ce qui, selon nous, est une supposition totalement
opposée à ce que démontre l'observation.

Une comparaison fort ingénieuse, que l'on doit à
M. Baudelocque, donne, ce nous semble, une idée
fort juste de l'effet sympathique ou de la manière
d'agir de ce médicament ; ce médecin compare l'action du seigle ergoté sur la matrice, à l'effet que produit sur les muscles fatigués, une certaine quantité
de liqueur spiritueuse parvenue dans l'estomac ; liqueur qui ranime leurs forces et permet, par exemple,
de poursuivre une route, sans causer d'ailleurs aucune
convulsion.

D'après ce qui vient d'être dit, et aussi d'après la
nature du seigle ergoté, son analyse chimique, ses
effets immédiats sur l'estomac, où il ne produit d'ailleurs aucun sentiment de chaleur pas plus que dans
le reste de l'économie ; et enfin, d'après la promptitude de son action, on peut établir que cette substance n'agit point, pour accélérer l'accouchement,
en réveillant les contractions utérines à la manière
des cordiaux et des corroborans, qui ne produisent
cet effet qu'en déterminant dans toute l'économie,
une excitation générale que la matrice partage plus
ou moins, excitation qui se prolonge généralement
après l'expulsion des produits de la conception.

On peut aussi ajouter, qu'injecté dans le rectum,
il n'agit pas non plus à la manière des substances
irritantes, administrées quelquefois par cette voie,

(ainsi que nous l'avons rapporté plus haut), pour réveiller ou activer les contractions utérines; assertion bien prouvée par les expériences de M. Desgranges, qui a fait prendre, à différentes personnes, des lavemens où l'ergot entrait à leur insçu, et qui n'en ont éprouvé ni irritation ni évacuation.

Après l'énoncé de ces faits ou de ces assertions, il ne reste plus rien de bien probable à avancer; et chacun peut encore dire, avec Stearns, que l'on ne saurait expliquer comment l'ergot réussit, et surtout comment il ne réussit pas; aussi, Bigeschi dit, positivement, que pour expliquer la singulière action de cette substance, il faudrait bâtir des hypothèses, ce qu'il est loin de vouloir entreprendre.

Une chose fort remarquable, et signalée surtout par Waller et M. Bailly, c'est que cette substance ne paraît avoir d'action prononcée sur l'utérus que lorsque cet organe, contenant le produit de la conception, est au moment de l'expulser; c'est-à-dire, lorsque la femme va accoucher, ou lorsqu'elle va faire une fausse-couche. Déjà nous avons fait remarquer que, parmi les accidens causés par l'usage du pain contenant du seigle ergoté, il n'est jamais fait mention ni d'avortement ni d'accouchement prématuré, qui en soit l'effet immédiat. Chapman rapporte seulement que, donné à des femmes enceintes, le seigle ergoté occasionne une certaine gêne vers l'utérus. Enfin, nous possédons une observation, de laquelle il résulte que vingt grains d'ergot en poudre furent donnés intempestivement, mais sans produire aucune espèce d'effet, à une femme qui avait de fausses douleurs, et qui n'accoucha qu'environ un mois après.

Un autre médecin américain, Hall, fécond en raisonnemens contre le seigle ergoté, fait violence, même à la puissance de l'observation, en soutenant que cette substance agit à la manière des poisons, causant de l'agitation, rendant le pouls petit et faible; agissant d'une manière vénéneuse sur le sang, et donnant à ce fluide des qualités également nuisibles et pour la mère et pour l'enfant; enfin, ne déterminant ou ne hâtant l'accouchement, dit-il, qu'à la manière des lésions ou des maladies graves, qui peuvent survenir à la femme grosse et la font accoucher d'une manière précoce; ce qui est une accusation d'une fausseté si évidente, qu'elle ne mérite aucune réfutation.

Cette propriété du seigle ergoté, de n'exciter les contractions de l'utérus que lorsque cet organe tend à se débarrasser, à une époque quelconque, du produit de la conception, a cela de remarquable, qu'elle est reconnue et avouée d'une manière positive, à quelques nuances près, par deux auteurs, M. Balme et Chatard, qui ne sont rien moins que prévenus en faveur de ce moyen. Ainsi, M. Balme dit textuellement que « les effets du seigle ergoté ne se bornent » pas toujours aux organes digestifs; mais qu'ils s'é- » tendent encore aux organes consensuels ou voisins, » surtout quand ils sont dans un état de travail et » d'irritation, comme cela arrive par rapport à la

» matrice chez les femmes qui sont dans les douleurs
» de l'enfantement. » Quant à Chatard, il exprime
son opinion à ce sujet, en disant « que le seigle
» ergoté n'a d'action sur l'utérus que parce que du-
» rant le travail, cet organe est le centre d'une acti-
» vité qui fait qu'il s'attribue une action qui, dans
» tout autre cas, serait répandue dans toute l'éco-
» nomie. »

D'après nos connaissances en physiologie et en
matière médicale, et d'après ce que l'on sait sur les
effets du seigle ergoté, administré pour accélérer
l'accouchement, n'est-il pas possible de hasarder
l'explication que voici : La matrice étant douée pendant la gestation d'une sensibilité plus exquise, et
peut-être même particulière, et exerçant où recevant
des sympathies très-multipliées, peut, dans le moment de la parturition, acquérir une sensibilité
telle qu'elle soit sympathiquement plus ou moins im-
pressionnable par le seigle ergoté; d'où résultent,
par l'emploi méthodique de cette substance, des
contractions expulsives plus nombreuses, plus prolongées et plus fortes que par les seuls efforts de la
nature.

Cette explication se trouve d'ailleurs en rapport
avec l'opinion de différens auteurs qui ont abordé
de plus ou moins près l'importante question de la
manière d'agir du seigle ergoté. Tels sont : Bourdettes, qui établit que le seigle ergoté est le stimulant
spécial de la matrice; Bogiovanni, cité par M. Goupil, qui regarde ce médicament comme ayant une

action spéciale élective sur cet organe ; Prescot, qui
dit que cette substance exerce sur l'utérus une action supérieure à tous les autres agens ; Stearns, qui
regarde les effets de l'ergot sur l'utérus comme plus
certains que l'émétique sur l'estomac et le jalap sur
les intestins ; Erskine qui pense, d'après ses essais,
que l'action principale du seigle ergoté se porte ex-
clusivement sur l'utérus ; Henrischen qui regarde
comme probable que cette substance a, sur le système
utérin, une action élective comme les cantharides en
ont une sur les voies urinaires ; action que Lainé,
cité par Vander-Linden, est tenté d'attribuer à un
principe particulier qui serait contenu dans l'ergot,
principe que jusqu'ici la chimie ne nous a point encore fait connaître.

A la suite de ces diverses opinions, ou plutôt de
ces modifications de la même opinion, vient naturellement se ranger celle de M. Goupil, sur le même
sujet. Cet auteur regarde comme très-probable que
l'influence du seigle ergoté sur les contractions utérines, doit être attribuée à une action spécifique de
cet agent, soit sur les nerfs du plexus hypogastrique,
soit sur les ganglions qui leur donnent naissance ; action de la nature de celle exercée par divers poisons.
S'il en était ainsi, ajoute-t-il, la compression du plexus
hypogastrique ou son état pathologique rendrait l'u-
sage du seigle ergoté inutile.

Enfin, en poursuivant la comparaison de spécia-
lité d'action, on pourrait dire que la matrice, au
moment de la parturition, aurait dans le seigle er-

goté son stimulant spécial , comme les glandes sali-
vaires , l'estomac, le rectum , etc. , ont constamment leur stimulant dans le mercure , l'ipécacuanha,
l'aloës , etc.

CHAPITRE XII.

Nullité d'action ou insuccès du Seigle ergoté.

La nullité plus ou moins complète d'action du seigle ergoté, doit être considérée sous deux points de
vue différens : 1.º selon qu'elle ne se manifeste qu'accidentellement ou chez quelques individus isolément;
2.º selon qu'elle a lieu chez une suite assez nombreuse de personnes auxquelles on administre d'ailleurs cette substance d'une manière convenable. Dans
le premier cas il est évident que le défaut d'action
tient à l'individu ; dans le second, tout porte à
croire que la nullité d'effet dépend de la qualité
particulière de l'ergot employé.

De même que beaucoup d'autres substances médicamenteuses qui agissent avec plus ou moins d'énergie sur notre économie, le seigle ergoté ne produit
quelquefois aucun effet sensible, quoique administré
dans les circonstances les mieux indiquées et à des
doses suffisamment élevées. Ce singulier phénomène
qui tient à l'idiosyncrasie du sujet et que Hosack
attribue d'une manière générale à l'emploi intempes-
tif de ce moyen, ne saurait surprendre les méde-
cins-praticiens, entre les mains desquels l'opium,

le quinquina , l'émétique , le mercure , etc., convenablement administrés, loin d'être toujours des moyens utiles, efficaces, sont quelquefois inertes, ou même nuisibles. Et ici on doit faire remarquer en faveur de l'ergot administré méthodiquement , que, si dans quelques cas il paraît être, ou il est effectivement inerte, il n'occasionne jamais d'accident d'aucune espèce ; car, nous n'admettons point avec Hall , que dans les cas où cette substance n'excite point les contractions utérines , elle produit un trouble général plus ou moins grand.

Quelques personnes pensent que dans les cas où l'ergot ne détermine aucune action vers l'utérus , c'est qu'il n'a point été donné à doses suffisantes relativement à l'individu. Nous ne partageons pas entièrement cette opinion, que nous regardons comme trop absolue, et nous pensons que, donnée de soixante à quatre-vingts grains en poudre dans l'espace de quelques heures, si cette substance ne produit point son effet ordinaire, il ne faut pas aller au-delà , au moins jusqu'à ce que de nouvelles données ou quelques tentatives hardies et heureuses permettent d'en agir autrement.

Différentes explications ont été données pour rendre raison de cette nullité d'action du seigle ergoté, dans des séries plus au moins nombreuses de sujets , d'âges et de tempéramens différens.

L'ancienneté de l'ergot, soit en grain, soit surtout à l'état pulvérulent , étant regardée comme une circonstance qui diminue ses propriétés délétères, on a supposé que dans ces séries d'insuccès, on n'avait fait usage que de vieil ergot, ou d'une poudre déjà ancienne.

C'est surtout M. Desgranges qui a émis cette assertion, qu'en vieillissant le seigle ergoté perd de ses propriétés obstétricales. Sans partager son opinion, au moins par rapport au grain entier, nous ferons remarquer relativement à la poudre, que conservée dans du papier elle perd évidemment quelque chose de ses principes, puisque ce papier ne tarde pas à être taché plus ou moins complètement, comme il le serait par un corps gras ou par un liquide huileux. Néanmoins nous avons observé que de la poudre ainsi conservée pendant un an, a produit tout son effet, et qu'après six ou sept ans d'une pareille conservation, elle avait encore toute la saveur qui lui est propre. Dans tous les cas, il est toujours bon de n'administrer autant que possible que de la poudre récente, quoique nous ne pensions pas qu'en vieillissant elle perde complètement ses propriétés obstétricales; ce qui nous fait établir qu'il faut chercher ailleurs que dans l'ancienneté de l'ergot qui a pu être employé, les insuccès dont il s'agit; ancienneté qui, si elle avait donné lieu à l'altération dont il a été parlé plus haut, pourrait au contraire, ainsi que nous le présumons, rendre le remède plus actif.

D'après M. Baudelocque, découlerait des observations de M. H. Leveillé sur la formation et la composition du seigle ergoté, une autre explication des diversités de résultats obtenus par les différens expérimentateurs.

Comme dans les suppositions précédentes, la diversité d'effets tiendrait aux qualités de l'ergot ; qualités qui auraient pour causes immédiates, soit l'excessive humidité, soit la sécheresse.

Ainsi, suivant M. Baudelocque, dans les années très-pluvieuses, le liquide visqueux, jaunâtre, provenant de la sphacélaire et qui s'est écoulé sur l'ergot, se trouvant enlevé d'une part, et de l'autre, la sphacélaire étant elle-même ramollie, détachée, entraînée ou bien lavée de façon qu'il n'en reste plus que la trame organique, il en résultera un ergot tout-à-fait inerte.

Selon le même auteur, l'ergot récolté dans une année peu pluvieuse pourrait aussi ne posséder que peu de propriétés, si au lieu d'être recueilli dans le champ et sur l'épi, on ne le ramasse qu'après qu'il a été transporté en gerbes, soumis au battage, au vannage, etc., surtout quand la moisson a été faite par un temps très-sec ; car alors le suc répandu à la surface de l'ergot se dessèche de plus en plus, et à tel point que par le mouvement et le frottement, il se détache et tombe par écailles. Le champignon qui surmonte l'ergot se trouve dans le même cas ; et pour peu que les frottemens soient répétés plusieurs fois il n'en reste plus rien. De même que dans la circonstance précédente l'ergot devra être alors sans action.

D'après cette hypothèse, que le champignon dont il s'agit est la partie active de l'ergot, M. Baudelocque ajoute qu'il serait essentiel de prendre ce grain sur les épis avant qu'ils aient été coupés, et

6

de choisir de préférence les ergots où se trouverait encore la sphacélaire.

Mais, ainsi que M. Baudelocque l'avoue, il n'a raisonné que sur une hypothèse, qui toute scientifique qu'elle puisse être, ne saurait fournir ici une explication satisfaisante, puisqu'il est bien prouvé que de l'ergot récolté sans aucun soin, que l'on a fait voyager sans précaution, et qui est privé de toute partie accessoire, et conséquemment sans sphacélaire (tel est l'ergot communément employé, toutefois après avoir été pulvérisé), a produit l'effet obstétrical qui jusqu'à ce moment lui a été généralement reconnu.

Une autre manière d'expliquer la diversité, ou si l'on veut, la nullité d'action du seigle ergoté, se trouve en quelque sorte tout établie par M. Balme, qui pense que les propriétés physiques de ce grain varient suivant le climat. Ainsi, selon lui, dans les contrées où l'emploi de l'ergot est suivi d'accidens, la substance intérieure est d'un blanc-gris, collante, très-difficile à briser, et de plus elle exhale une odeur de moisi et imprime très-sensiblement une saveur âcre sur la langue : tandis que dans les pays où l'on ne se plaint que très-rarement de ses mauvais effets, cette même substance est blanche, farineuse, exempte d'âcreté.

Si cette assertion était démontrée, tout pourrait faire croire que dans plus d'un cas où l'ergot a été employé sans succès, comme moyen obstétrical, ce grain possédait cependant les conditions qui le rendent actif.

De même, l'ergot récolté pendant des années constamment pluvieuses, ayant été généralement regardé comme moins actif, on a supposé que celui qui avait été employé dans les cas en question, provenait d'une récolte de ce genre; mais l'humidité atmosphérique étant une des circonstances qui président à la formation ou au développement de l'ergot, il est difficile de concevoir qu'un peu plus d'humidité détruise plus ou moins complètement les propriétés normales de ce grain.

Ces différentes suppositions, ces diverses hypothèses, annoncent assez évidemment que le seigle ergoté, dont nous avons dit que Wildenow admettait deux espèces, présente des modifications dans sa nature intime, ou autrement qu'il n'est point toujours identique; ce qui peut tenir aux diverses influences auxquelles il est exposé, comme tous les autres végétaux. Elles pourront mettre sur la voie de trouver la cause de ces séries d'insuccès, dont plusieurs observateurs font mention; car tout porte à penser que c'est dans les conditions particulières du grain employé, ou de sa poudre, que réside la cause de ce genre d'insuccès.

On peut donc établir que, dans ce cas, le seigle ergoté, que Chapman regarde d'ailleurs comme un moyen thérapeutique transitoire, incertain, n'avait pas, ou avait perdu les qualités particulières qui le rendent propre à agir spécialement sur l'utérus pendant l'acte de la parturition; qualités que nous ne saurions bien saisir ni bien indiquer; mais que des recherches et des observations ultérieures pourront sans doute faire découvrir: ce qui a fait dire à

6.

M. Giraud Saint-Rome que le seigle ergoté était encore à l'essai.

Sans vouloir entreprendre de tracer ici la marche
à suivre pour parvenir à ce but, nous ferons seulement observer, qu'il faut d'une part, soigneusement étudier toutes les circonstances où se trouve
la femme à laquelle on administre le seigle ergoté,
et de l'autre, bien déterminer les conditions diverses
que peut offrir ce médicament. Ainsi, par exemple,
relativement à la femme, et selon la remarqué de
M. Balme, il est toujours essentiel de s'assurer de
l'état de l'estomac au moment de l'ingestion du remède, cet organe pouvant contenir, dit-il, des sa-
burres susceptibles d'en modifier l'effet, ou au moins
des alimens ou des boissons capables de produire des
résultats analogues. Quant à l'ergot lui même, sujet
d'opinions diverses, tant sur sa nature que sur ses
propriétés, on sent toute la nécessité de l'étudier de
nouveau, non seulement dans son état d'intégrité,
mais encore dans les diverses altérations dont il est
susceptible ; telle est, par exemple, celle dont parle
Mitchill, altération causée par la présence d'une
certaine quantité d'insectes ; lesquels, selon lui, doivent donner à cette substance de nouvelles propriétés
qu'il compare à celles des cantharides.

Quoi qu'il en soit, la fréquente nullité d'action du
seigle ergoté, tout à fait accidentelle, ayant servi de
base à l'opinion trop exclusive de quelques médecins, relativement à son emploi obstétrical, il en est
résulté que les uns lui accordent à peine de douteuses

propriétés obstétricales, et que les autres rejettent complètement cette substance du domaine de la matière médicale, comme étant absolument inerte.

Au nombre des premiers sont : M. Désormeaux, qui dit, avec une judicieuse réserve, que, quoique les expériences n'aient pas été très-favorables, il ne faut pas se hâter de prononcer sur le seigle ergoté : MM. Gardien et Martin-Solon, qui regardent le seigle ergoté comme un moyen douteux et presque incertain, mais qui conseillent cependant d'en faire de nouvelles expériences, surtout dans le cas d'hémorrhagie utérine, établissant qu'une seule perte arrêtée par ce moyen, serait plus démonstrative de son action sur la contractilité de la matrice, que tout ce qui a été rapporté sur ses propriétés obstétricales proprement dites : M. Philibert, qui prétend que le seigle ergoté n'a pas soutenu sa réputation, que de nouvelles observations sont nécessaires : Enfin, M. Vauquelin, qui conclut de ses lectures, que cette substance a encore besoin d'être étudiée.

Parmi les seconds sont : M. Lemercier, cité par M. de La Prade, qui a trouvé le seigle ergoté tout à fait inefficace, soit pour accélérer l'accouchement, soit pour favoriser l'expulsion du placenta : M. Lemaire-Lysancourt, qui, dans une séance de la section de pharmacie de l'Académie royale de Médecin, soutint, d'après Béclard, que le seigle ergoté ne possède aucun des avantages qu'on lui attribue, assertion qui d'ailleurs fut combattue par MM. Caventou et Chevallier, qui citèrent des faits favorables à l'emploi obstétrical de cette substance : MM. Basset et Legouais qui, sans posséder aucun fait opposable à des observations authentiques de l'action obstétricale du seigle ergoté, affirment de la manière la plus positive, que si cette substance obtient quelque apparence de succès, c'est qu'elle a été administrée précisément au moment où la nature allait reprendre son travail ; méprise fort étrange, si l'on considère le nombre et l'instruction de ceux qui l'ont commise, et que dans tous les cas, M. Legouais excuse avec beaucoup d'indulgence. D'après cette hypothèse on pourrait contester à tous les médicamens, même aux plus énergiques, les propriétés qu'ils n'ont cessé de manifester. Ainsi, on pourrait dire qu'un accès de fièvre n'est pas survenu chez un fébricitant, non pas parce qu'il a fait usage du quinquina, mais bien parce que l'accès dont il s'agit, ne devait pas avoir lieu ; ou bien qu'un individu n'a vomi, après avoir pris l'émétique, que parce que l'estomac allait rejetter au dehors ce qu'il contenait au moment de l'emploi de ce remède, etc., etc.

A ces deux opposans qui déclarent d'ailleurs que le seigle ergoté, administré dans le cas d'accouchement, n'a jamais produit de résultats fâcheux, nous ajouterons deux autorités d'un grand poids, M. Chaussier et Mme Lachapelle, qui, douée d'un des meilleurs esprits d'observation et forte d'un grand nombre de faits négatifs, observés par elle-même sous les yeux de ce célèbre professeur, donne pour résultat l'inefficacité de ce moyen. Nous ajouterons même, que, président de la thèse soutenue par M. Bordot, sur ce sujet, il y mit en note, à ce que nous a rapporté notre confrère M. de Montmahou, que « d'a-» près un grand nombre d'expériences, il est constant » que cette substance ne produit aucun effet. »

Enfin, nous terminerons cette liste d'adversaires par M. Dugès, qui, dans les deux ou trois lignes qu'il accorde à cette substance, la frappe de nullité, sans doute d'après les observations négatives rapportées par Mme. Lachapelle, sa tante.

CHAPITRE XIII.

Innocuité du Seigle ergoté administré méthodique-
ment.—Accidens imaginaires qui lui sont attri-
bués.

LES médecins qui se sont prononcés contre l'emploi médicinal du seigle ergoté, ont pris leurs principaux argumens, 1.° des effets nuisibles que produit
le pain où se trouve de ce mauvais grain ;

2.° De quelques accidens primitifs ou secondaires
qui pourraient survenir chez les femmes après l'emploi méthodique de cette substance , et qu'ils lui at-
tribuent plus ou moins gratuitement ;

3.° Des prétendus effets fâcheux qui en résultent
pour l'enfant ;

4.° Enfin , du coupable abus que l'on pourrait en
faire, comme substance abortive.

Nous ferons voir, dans ce chapitre, qui sera divisé
en quatre paragraphes, le peu de fondement de ces
accusations capitales, négligeant ces plaintes vagues,
ces craintes sans motifs, ces appréhensions indéter-
minées, etc., qui ont porté quelques auteurs à désirer, sans aucun sujet positif, que l'on ne fît point
usage de cette substance.

§. I. Comme il importe au moins de convaincre les
antagonistes du seigle ergoté, de l'innocuité de cette

substance administrée convenablement, et aussi de rassurer les personnes pusillanimes sur son emploi obstétrical ou autre, nous ferons d'abord remarquer, pour détruire, en ce qui nous concerne, le premier chef d'accusation, qu'il est une foule de faits qui constatent que beaucoup d'individus ont mangé, pendant quinze à vingt jours, du pain où ce grain altéré entrait pour un huitième et même pour un sixième, avant d'en éprouver le moindre accident, et qu'il est des exemples d'individus qui, au bout d'un temps considérable n'en ont rien éprouvé de fâcheux; circonstance que Pentrin a généralement remarquée en Silésie. D'ailleurs, il est généralement reconnu que dans la proportion d'un douzième, ce mauvais grain ne cause aucun accident, à la vérité la fermentation panaire et la cuisson devant modérer ou modifier ses effets.

En second lieu, nous rapporterons les expériences de Parmentier, qui prit lui-même tous les matins à jeun, pendant huit jours, un demi-gros de poudre d'ergot, sans en éprouver aucune incommodité. — « Mon sommeil, dit-il, fut tranquille pendant tout » ce régime, et je n'eus pas le plus petit mal de tête. » Mais craignant que le seigle ergoté, pris ainsi sans avoir fermenté, n'eût point la propriété délétère dont on l'accuse lorsqu'il existe dans le pain, Parmentier mêla de la farine d'ergot jusqu'à un quart et même un tiers, avec de la farine ordinaire, en fit faire du pain dont il mangea et dont il donna à des animaux, sans qu'il en soit résulté le moindre accident.

Maier, au rapport de Wesener, a pris aussi, mais à doses croissantes, du seigle ergoté pur jusqu'à une quantité assez considérable, sans en éprouver le moindre accident. M. Goupil rapporte que plusieurs fois avant de prescrire un gros et demi de seigle ergoté il lui est arrivé d'en prendre deux gros et même deux gros et demi ; des nausées, quelques vomissemens, des coliques et de la céphalalgie, sont les seuls accidens qu'il ait éprouvés et qu'il attribue à une très-grande irritabilité de sa muqueuse gastro-intestinale. M. Cordier qui a fait la même expérience, mais avec de l'ergot en grain (à la dose de deux gros), qu'il mâcha jusqu'à ce qu'il pût l'avaler, a éprouvé à-peu-près les mêmes phénomènes, et de plus, de l'âcreté dans la bouche et de la salivation. Une autre personne qui voulut faire la même expérience, éprouva, dès la première dose, des vomissemens qui l'empêchèrent de continuer cet essai, mais qui n'eurent aucune suite.

Enfin, nous citerons les expériences indiquées par Chapman et faites par Erskine, desquelles il résulte que de l'ergot administré à des *hommes*, n'a jamais produit de changement dans l'état du pouls et qu'il n'est survenu des nausées et des vomissemens que, lorsque la dose (que d'ailleurs, il n'indique pas) a été trop élevée.

§. II. D'après les faits qui viennent d'être rapportés, comment croire que 20 à 30 grains, un gros même de cette substance, donnés une seule fois, et presque toujours par doses fractionnées, puissent causer le plus petit accident, le moindre résultat fâcheux, soit immédiat, soit consécutif.

Nous disons d'abord que le seigle ergoté ne saurait causer d'accident immédiat ou primitif; car,
lors même que dans les premiers momens de son
ingestion il déterminerait des vomissemens, on ne
pourrait qualifier ceux-ci d'accidens, puisqu'ils surviennent assez souvent d'une manière spontanée pendant l'accouchement, et qu'en général, ils l'accélèrent:
ce qui a fait conseiller, comme chacun sait, les vomitifs pour réveiller les contractions utérines.

Quant aux convulsions, autre genre d'accidens primitifs, que quelques auteurs , au rapport de M. Legouais, ont *cru* observer, et que Van-Mons, cité par Van-
derlinden, suppose pouvoir être porté jusqu'à produire un état inflammatoire : quant aux convulsions,
disons-nous, dont on semble accuser le seigle ergoté,
il n'existe jusqu'à ce moment aucun exemple qu'il
en soit survenues après son emploi; quoique les
antagonistes de cette substance l'accusent de n'accélérer l'accouchement qu'en convulsant la matrice. Et
à cette occasion nous devons rapporter la judicieuse
remarque de M. Baudelocque, que, pour être appe-
lées convulsives, il ne suffit pas que les contractions
utérines soient plus fortes, plus violentes que dans
l'état habituel, qu'il faut encore qu'elles soient irrégulières, désordonnées, tumultueuses; ce qui n'a été
observé par aucun auteur ; en un mot, ce qui n'a
pas eu lieu.

Dans tous les cas, comme les convulsions que l'on
verrait survenir après l'emploi du seigle ergoté,
pourraient dépendre de toute autre cause , puisque

cet accident n'arrive que trop souvent chez les femmes en travail, il est constant que l'on ne serait en droit d'en accuser cette substance qu'à défaut de toute autre cause capable de les produire. A l'appui de notre opinion, nous citerons le fait rapporté par M. Baudelocque, d'une jeune femme de seize ans et demi, qui ayant pris 50 grains de seigle ergoté pour accélérer son accouchement, eut des convulsions au moment où la tête allait franchir le détroit inférieur. A l'aide du forceps on eut l'enfant qui était mort. C'était une femme d'un tempérament sanguin, chez laquelle des symptômes de congestion cérébrale avaient précédé les convulsions. Aussi, n'y a-t-il rien dans ce cas qui puisse être imputé au nouveau moyen employé ; la femme dont il s'agit, réunissant la plupart des circonstances qui disposent aux convulsions, ou qui les déterminent. Quant à la mort de l'enfant, elle ne présente non plus rien que de fort ordinaire en pareille circonstance.

Enfin, nous mentionnerons ici les craintes exprimées par M. Broussais, sur ce remède, qui, selon lui, peut frapper douloureusement le système nerveux et occasionner la rupture de la matrice, soit parce que cet organe se contractera trop brusquement, soit parce qu'il s'arcboutera sur lui-même; remède qui ajoute-t-il, n'aura pas plus d'efficacité contre l'inertie de l'utérus que la noix vomique dans la paralysie.

Quelle que soit l'autorité de ce célèbre professeur (qui reproche à l'art des accouchemens d'être encore entaché d'ontologie), nous sommes loin de partager ses craintes sur l'emploi méthodique du seigle 'ergoté, bien convaincu qu'elles ont plutôt leur source dans le système général de médecine qu'il a établi, que dans l'observation de faits propres à justifier les craintes dont il s'agit.

Par opposition à l'opinion de ceux qui regardent le seigle ergoté comme n'excitant dans l'utérus que des contractions convulsives, et comme pouvant même y exciter de véritables convulsions, nous pouvons nommer Waterhouse qui regarde l'ergot comme étant d'une efficacité admirable dans les cas de convulsions puerpérales ; opinion qu'il fonde sur un fait que nous avons fait connaître.

Indépendamment de M. Broussais qui craint aussi l'action phlegmasique de cette substance sur l'estomac, quelques auteurs avec M. Legouais, rangent encore plusieurs inflammations, telles que la gastrite, la péritonite et la métrite, au nombre des accidens primitifs que peut produire le seigle ergoté. L'absence de toute espèce de fait, en faveur de leur assertion, jointe à tout ce qui a déjà été dit dans ce chapitre, doit dissiper toute crainte à cet égard. Ainsi, nulle part à notre connaissance il n'existe d'observation de gastrite ou d'entérite, résultat de l'emploi méthodique de cette substance, ni même de son usage accidentel comme aliment, au moins pendant les premiers temps. Quant à la péritonite ou à la métrite, tenant à la même cause, nous n'en connaissons non plus aucun exemple évident ; car, nous ne regardons point, avec les antagonistes du seigle ergoté, la phlegmasie abdominale , dont on a trouvé des traces après la mort de la femme qui fait le sujet d'une des observations rapportées par M. Desgranges, comme tenant à l'usage de ce moyen qui, dans ce cas, fut bien évidemment administré d'une manière intempestive. Nous citerons textuellement cette observation presque toujours tronquée par nos adversaires, et sur laquelle ils s'appuient dans leurs attaques ; afin que chacun puisse juger de quel côté est l'erreur , de quel côté est la vérité.

C'est M. Desgranges qui parle :

« D'abord , je dois déclarer que je n'ai pas été témoin de ce cas, emprunté de la pratique obstétricale d'un de nos jeunes collègues ; mais ayant su par lui qu'il avait administré l'ergot, je lui demandai à en connaître le résultat. J'appris, en sa présence, qu'il s'agissait d'une pauvre fille trouvée sur le pavé de Lyon, mendiante, affamée et *malade*. Elle était souffrante, avait éprouvé tous les besoins possibles et manquait de forces. Ses douleurs, qu'on jugea apparnir à la parturition, devaient être lentes, faibles et éloignées , comme on le conçoit bien , mais à raison de l'épuisement des forces générales , et non pas seulement à cause de l'inertie de la matrice.... Le remède fut donné et l'accouchement eut lieu.

« Le premier effet de la délivrance, par la soustraction du fardeau, et un *léger* dégorgement sanguin qu'elle opéra, sembla soulager cette malheureuse, qui , malgré les soins les plus attentifs qui lui furent donnés, périt dans la huitaine. L'ouverture du cadavre nous fit voir les traces d'une péritonite légère, d'une phlegmasie latente et sourde. L'accoucheur reconnut avec moi, que la matrice était sans altération sensible, du moins aux yeux des praticiens habitués à l'examen des entrailles des femmes qui périssent à diverses distances de leur accouchechement. Nous ne doutâmes point tous deux (au moins cela me paraît ainsi de la part de mon confrère) que cette fille avait en elle les élémens de cet état de phlogose, avant d'entrer à l'hospice de la Charité et avant d'y accoucher, et que c'était à l'époque du mouvement du lait ou de la fièvre dite laiteuse, qu'il a pris du développement et un caractère aigu ; peut-être même était-ce dans le temps qu'il régnait, dit-on, dans cette maison, une épidémie de péritonite puerpérale. Toujours est-il vrai de dire que le remède ne m'a point paru indiqué ; mais on était pressé de l'essayer, et on a cru l'occasion favorable. Certes, ce n'était point là le cas de solliciter l'accouchement et de le provoquer par le stimulant spécial de l'organe utérin. »

Tel est le fait que reproduisent tous les antagonistes du seigle ergoté, et qui, ce nous semble, est si peu *à charge* contre cette substance, qu'il serait superflu d'y rien ajouter de *justificatif.* Il en sera de même du fait rapporté par M. De la Prade, et que voici :

« M. Gilibert a cité l'exemple d'une femme qui fut prise d'une fièvre muqueuse très-grave *un mois* après l'accouchement qu'on avait cherché à provoquer au moyen de l'ergot : pendant toute la maladie, une hémorrhagie et des palpitations violentes se succédèrent alternativement. »

Chacun conviendra facilement avec M. Desgranges, qui combat les conclusions que l'on a voulu tirer de cette observation, qu'il est impossible d'attribuer la maladie dont il s'agit, à quelques grains, et même à la plus forte dose de seigle ergoté que l'on aurait pu donner un mois auparavant, dans quelques circonstances que ce soit.

Nous devons encore faire remarquer, que le seigle ergoté, loin de déterminer des accidens inflammatoires, a été administré différentes fois dans des cas d'irritation de la matrice, sans qu'il en soit résulté aucune espèce d'accident. C'est ce que constate surtout la seconde observation que nous rapportons chap. XVI, dont le sujet offrait tous les signes d'une métrite imminente ; cas dans lequel ce remède, qui d'ailleurs n'était pas très-judicieusement administré, était encore moins à redouter que l'application des instrumens.

Quant aux accidens secondaires ou consécutifs que l'on a encore attribués au seigle ergoté employé méthodiquement, il suffira de les indiquer, pour que les gens de l'art jugent si de tels effets peuvent résulter d'une telle cause, l'ergot fût-il une espèce de champignon parasite, et même des plus vénéneuses. Ces accidens, ou pour mieux dire, ces maladies sont, indépendamment de l'irritation gangréneuse de quelque partie, appréhendée par M. Broussais, le sphacèle de l'estomac, la fièvre ataxique, le typhus, la gangrène , le squirrhe et le cancer de la matrice.

Une chose très-remarquable, c'est que la connais-sance de ces accidens formidables, auxquels seront en proie, tôt ou tard, les femmes qui prendront quelques grains de seigle ergoté pour hâter leur ac-couchement, est due à un médecin qui n'a jamais employé ce médicament, et qui a eu la modestie, ou pour mieux dire, la prudence de garder l'anonyme. De telles assertions , ou plutôt de telles rêveries , n'ont pas besoin d'être réfutées.

§. III. Si plusieurs centaines d'accouchemens qui, à l'aide du seigle ergoté, se sont terminés aussi heureu-sement pour l'enfant que pour la mère, n'étaient pas une preuve évidente que cette substance est égale-ment inoffensive et pour l'un et pour l'autre, on pourrait, jusqu'à un certain point, partager les craintes exprimées par quelques médecins, sur l'effet qui peut en résulter pour l'individu à naître. Mais le seigle ergoté n'ayant d'autre effet que de réveiller ou de solliciter les contractions utérines, et cela dans une mesure dont l'art est ordinairement le maître, il ne peut résulter de son emploi méthodi-que, ni action délétère pour l'enfant, ni aucune lésion mécanique, tenant à un excès d'activité dans les contractions utérines.

S'il est vrai de dire que les antagonistes du seigle ergoté, administré durant la parturition, ne l'accu-sent point de produire chez l'enfant un effet délé-tère, en revanche, ils reprochent fortement à cette substance de lui nuire mécaniquement, et même de causer sa mort par suite de la violence des contractions utérines, ainsi excitées artificiellement ; contractions qui, disent-ils, peuvent aussi déterminer l'asphyxie par l'oblitération des voies de communication entre l'utérus et le placenta. Telle est l'accusation portée contre le seigle ergoté, non seulement par Dyckman, et surtout par W. Moore, mais encore par un anonyme de la Nouvelle-Angleterre, et dont Prescot, le premier, a fait mention. Cette accusation, qui serait des plus graves si elle était fondée, n'est appuyée par son auteur que sur un seul fait qu'il suffit de rapporter pour en démontrer le peu de valeur : « Une femme » était grosse de deux enfans. Le premier est extrait » vivant à l'aide du forceps ; le second est expulsé » mort, après l'emploi du seigle ergoté, nécessité » par la cessation des douleurs expultrices. » Delà la conclusion immédiate, prise par l'auteur anonyme : « que le seigle ergoté fait périr les enfans en déter- » minant de trop violentes et de trop brusques con- » tractions utérines. » On conçoit trop bien toutes les objections à opposer à une opinion si absolue, fondée sur un pareil fait, pour qu'il soit nécessaire d'en présenter ici aucune.

S'appuyant sur un autre fait isolé, M. Mey, au rapport de M. Pichard, regarde aussi comme généralement dangereux l'emploi du seigle ergoté dans la parturition. Delà, il résulterait que cette substance, administrée dans un cas d'inertie de la matrice, aurait occasionné des convulsions promptement suivies de l'expulsion en bloc de l'enfant et de l'arrière-faix.

Mais que conclure d'un fait rapporté avec aussi peu de détails, et en opposition avec tout ce que l'on sait de positif sur les effets du seigle ergoté, dont l'administration méthodique n'a jamais été suivie de convulsions, et que ses antagonistes même regardent comme inoffensif pour la mère.

Un autre médecin, Châtard, pratiquant les accouchemens à Baltimore, regarde également ce remède comme dangereux; mais il établit son opinion sur une base beaucoup plus étendue, sur une masse de faits beaucoup plus imposante, savoir : sur douze observations, desquelles il résulterait qne du seigle ergoté ayant été donné à autant de femmes en travail, six enfans seraient venus au monde asphyxiés, et que deux seulement auraient pu être rappelés à la vie. Ce médecin affirme en outre qu'il n'a jamais donné l'ergot que dans des circonstances convenables; assertion que nos remarques sont loin de justifier. La dose ordinaire était de trente grains, donnés le plus souvent en deux ou trois fois.

Voici d'abord quelques remarques particulières sur chacune de ces observations.

Dans la 1re., l'ergot a été évidemment étranger à l'asphyxie de l'enfant; car ce remède a si peu agi qu'il a fallu titiller le col de l'utérus pour ranimer les contractions de l'organe, qui n'en avait éprouvé aucune influence.

Dans la 2.e, où le travail durait depuis trente heures, l'ergot peut tout au plus être taxé d'insuffisance : l'enfant ayant été amené vivant à l'aide du forceps.

Dans la 3.e, où, après quarante-huit heures de travail, l'écoulement des eaux, des vomissemens, etc., ce médicament a excité de vives et infructueuses douleurs pendant deux heures, suivies, ajoute l'observateur, d'autres douleurs pendant douze heures, ne peut-on pas supposer une étroitesse plus ou moins considérable du bassin, et que l'enfant, ayant succombé, comme cela arrive dans presque tous les cas de ce genre, n'a pas plus été victime du seigle ergoté, que des crochets employés pour son extraction.

Dans la 4.e, un enfant vivant ne vient au monde qu'après trois heures et demie de l'emploi de l'ergot. Il survient du gonflement et de la douleur aux parties génitales externes, ce que Chatard attribue à cette substance ; laquelle, selon nous, ne peut être accusée ici que d'insuccès.

Dans la 5.e, où au bout d'une demi-heure de l'emploi de l'ergot (la dilatation étant peu avancée) sans qu'il soit survenu de contractions, l'auteur titille le col de la matrice et rompt la poche des eaux, ce qui est suivi d'une heureuse délivrance au bout de 55 minutes. Si, dans ce cas, l'ergot peut être taxé d'inaction, il n'en sera pas de même de l'observateur.

Dans la 6e., où il s'agit d'une femme primipare, âgée de 27 à 28 ans, conséquemment dans la force de l'âge, en travail depuis 24 heures, et chez laquelle cependant la dilatation du col n'offrait que le diamè-

d'une pièce de deux francs, l'auteur, qui d'abord avait songé à une saignée, jugée sans doute indispensable, donna cependant le seigle ergoté, qui probablement n'était pas indiqué. Au bout d'une heure et un quart, arrive un enfant asphyxié qui ne revient à la vie qu'avec peine. Dans ce cas, où la saignée paraissait utile, on peut certainement supposer que ce médicament a été administré d'une manière intempestive, d'après les motifs que nous avons développés dans le chapitre VII.

Dans la 7.e, il s'agit d'une jeune femme en travail depuis vingt-quatre heures, chez laquelle l'orifice utérin était peu dilaté, et qui accoucha d'un enfant asphyxié, mais qui revint à la vie, une demi-heure après l'administration de la seconde moitié des trente grains d'ergot. Nous ferons encore remarquer que la femme étant jeune, et l'orifice utérin peu dilaté, il n'était guère opportun de donner l'ergot.

Dans la 8.e, que nous rapporterons textuellement sous le numéro IV, l'ergot a eu un succès complet au bout d'une demi-heure. L'auteur suppose que la nature aurait agi tout aussi promptement sans ce remède ; et pour appuyer son assertion, il cite deux circonstances dans lesquelles on allait l'administrer et où la femme accoucha pendant sa préparation. Ce que Chatard rapporte ici, relativement au seigle ergoté, arrive également pour le forceps, que souvent on est allé chercher inutilement, la nature ayant agi plus ou moins promptement après que l'on avait cru cet instrument indispensable. S'ensuit-il de là que les femmes accoucheraient toujours sans ce secours ?

Dans la 9.ᵉ, il a eu aussi un succès complet, quoique plus lent. La femme qui souffrait depuis dix-sept heures, accoucha une heure après l'emploi de l'ergot. L'auteur reproduit ici les mêmes remarques que pour le cas précédent.

Dans la 10.ᵉ, il s'agit d'une femme qui avait déjà eu plusieurs accouchemens pénibles ; l'orifice était peu dilaté lorsqu'on donna le seigle ergoté qui détermina bientôt de vives douleurs ; il y eut des vomissemens ; les douleurs cessèrent et ce ne fut qu'après deux heures d'efforts que l'accouchement eut lieu ; l'enfant qui était asphyxié fut rappelé à la vie par une saignée du cordon. Il nous semble, que dans ce cas, rien ne démontre que l'ergot, insuffisant d'ailleurs, ait été cause de l'état fâcheux de l'enfant.

Dans la 11.ᵉ, c'est une femme primipare à laquelle on donne ce médicament après treize heures de travail, et qui n'en éprouve aucun résultat.

Dans la 12.ᵉ, enfin, il s'agit d'une négresse primipare qui, ayant souffert toute une nuit, accoucha une heure dix minutes après l'administration de l'ergot, d'un enfant asphyxié. Nos réflexions, relativement à cette observation, sont les mêmes que pour la troisième.

Il résulte pour nous, des douze observations qui viennent d'être analysées, que dans trois (1, 5, 11) le seigle ergoté n'a produit aucune espèce d'effet sensible, et qu'en conséquence, n'exerçant d'ailleurs aucune action vénéneuse, il est tout à fait étranger à la mort d'un des enfans (1). Que dans trois autres, il en est résulté des contractions utérines plus ou moins fortes, mais cependant insuffisantes pour produire assez immédiatement la délivrance ; le forceps ayant même été employé dans l'un de ces cas (2), et d'ailleurs les enfans n'ayant succombé que dans deux (3, 12), il a aussi déterminé de fortes contractions qui sans doute n'ont été infructueuses qu'à cause de l'étroitesse du bassin, laquelle est très-manifeste dans un cas (3) et fort probable dans l'autre (12), circonstance qui contre-indique l'emploi de l'ergot, et qui, jointe à la durée du travail, explique facilement la mort des enfans ; que dans deux (6, 7), ce médicament a aussi été administré d'une manière intempestive, ou au moins prématurée, tant à cause de l'état général de la femme (6), que par rapport à l'état de l'utérus (7). Enfin, que dans deux autres (8, 9), le seigle ergoté a eu un succès complet.

Nous ferons aussi remarquer que sur les douze femmes auxquelles ce médecin a administré le seigle ergoté, quatre étaient primipares (3, 6, 11, 12); ce qui est pour ces dernières une proportion beaucoup plus considérable qu'on ne l'observe ordinairement dans les cas qui nécessitent ou permettent l'emploi de ce médicament. La matrice, dans les premiers accouchemens, surtout si les femmes sont jeunes, ayant en général assez d'énergie pour opérer sans secours l'expulsion de l'enfant, et d'ailleurs les parties externes de la génération offrant une résistance qui ne saurait être vaincue brusquement sans danger, soit pour ces mêmes parties, soit pour l'utérus, et par suite pour le fœtus que renferme cet organe.

Nous ferons encore observer que très-probablement plusieurs des femmes qui n'étaient plus primipares, avaient eu des accouchemens plus ou moins pénibles. Il en est de même une (10) que l'auteur indique spécialement comme étant dans ce cas.

Une autre remarque que nous ferons encore, c'est que Chatard garde le silence le plus absolu sur la dimension du bassin ; ce qui était bien essentiel à noter surtout dans les cas (2, 3) où les moyens mécaniques mis en usage peuvent faire douter de la dimension convenable, ou de la bonne conformation de cette partie.

Nous ferons remarquer aussi, que Chatard a, dans plusieurs des cas qu'il rapporte (3, 5, 6, 7, 10), donné l'ergot lorsque la dilatation de l'orifice utérin était encore fort peu avancée ; ce qui est une infraction au précepte formel établi par les meilleurs auteurs, de ne donner ce médicament que lorsque la dilatation du col, ou si l'on veut, le travail, a déjà un certain degré d'avancement.

Il est encore à observer que dans plusieurs de ces cas (2, 3) le seigle ergoté a été donné lorsque les eaux étaient certainement écoulées depuis quelques jours : circonstance qui nuit surtout à l'enfant, en l'exposant trop long-temps à l'action plus ou moins forte de la matrice sur les parties de son corps en contact avec cet organe ; action inégale que rien ne contre-balance et qui doit, dans quelques circonstances, déterminer un trouble funeste dans la circulation fœtale.

Une autre observation des plus importantes, c'est que Chatard n'a jamais constaté positivement, ou au moins n'a pas énoncé explicitement, si les enfans étaient vivans avant qu'il administrât l'ergot; chose essentielle à connaître, surtout dans les cas où l'asphyxie a été irremédiable (1, 3, 12). Il se borne seulement à dire, à la fin de son historique, que dans le troisième et le dernier cas, l'enfant était mort dans l'utérus, sans spécifier l'époque; ce qui est une omission dont on ne saurait trop se plaindre.

Une remarque, que nous croyons devoir encore faire, c'est qu'il eût peut-être été nécessaire, que Chatard décrivît l'état d'asphyxie dans lequel se trouvaient les enfans venus au monde sous l'influence du seigle ergoté; afin que l'on ne pût pas croire qu'il ne s'agissait, au moins dans les trois cas où l'enfant fut rappelé à la vie (6, 7, 10), que de cet état apoplectique, propre aux nouveau-nés, et dont ils sortent facilement lorsqu'on laisse couler une certaine quantité de leur sang par le cordon ombilical.

Quant à la dose à laquelle il a le plus ordinairement administré ce remède, on peut l'accuser d'être plutôt trop faible que trop forte, ce qui peut avoir contribué à l'inefficacité de ce moyen, surtout dans les cas (1, 5, 11), où il n'a eu aucune espèce d'action.

Quant aux vomissemens qui sont survenus chez plusieurs des femmes (3, 4, 5, 10) auxquelles Chatard a administré le seigle ergoté; ce phénomène, qui arrive assez souvent et spontanément dans le cours du travail, et qui en signale ordinairement l'intensité et la fin, eût-il été plus fréquemment l'effet immédiat et manifeste de cette substance, il ne saurait recevoir ici le nom d'accident, ni s'opposer, à moins de circonstances particulières, à l'emploi de ce moyen.

Nous ajouterons à cela une remarque, c'est que dans les différentes observations rapportées par Chatard, il n'est mention d'aucune femme qui ait été incommodée consécutivement par l'emploi de ce remède ; car, ainsi que nous le dirons plus loin, nous sommes loin de penser que ce soit cette substance qui ait causé à l'une d'elles (4) le gonflement inflammatoire des parties génitales externes, dont cet observateur fait mention.

Nous terminerons cet examen des observations rapportées par Chatard, en faisant remarquer que ce ne sont que trois enfans (1, 3, 12), qui sont venus au monde privés de vie, et non pas quatre, comme l'ont dit et répété tous ceux qui ont écrit contre l'emploi obstétrical du seigle ergoté. Quoi qu'il en soit, cette proportion d'un quart d'enfans morts-nés, que cet auteur dit avoir observée sous l'influence du seigle ergoté serait encore épouvantable, et suffirait pour faire proscrire à jamais l'emploi de ce médicament, s'il était non pas prouvé, mais seulement probable, qu'il ait jamais été cause, même une seule fois, d'une pareille mortalité. Mais, ainsi que nous avons tâché de le démontrer, soit dans l'exposition des faits particuliers, soit dans les considérations générales que nous en avons déduites, il est bien manifeste que le seigle

ergoté est tout-à-fait étranger aux accidens certainement fortuits qui sont survenus dans plusieurs des
cas où Chatard en a fait emploi. Aussi est-ce à dessein que nous sommes entrés dans de longs détails
au sujet de ces mêmes observations, que nos adversaires citent collectivement comme une masse imposante de preuves des effets nuisibles de cette substance ; preuves évidemment fautives, qu'ils accueil-
lent avec autant d'empressement et de confiance,
qu'ils mettent de réserve et d'incrédulité, lorsqu'il
s'agit des succès de ce même médicament.

C'est ainsi, par exemple, que Hall rapporte, sans
la soumettre à aucun examen critique, une observation dans laquelle « l'enfant fut expulsé, privé de vie,
» et toute la surface de la peau excoriée, comme par
» l'action d'un vésicatoire, bien qu'on eût acquis la
» preuve qu'il était vivant avant l'administration du
» seigle ergoté ». De là, l'auteur tire cette double conclusion : que le seigle ergoté est funeste à l'enfant ;
et que l'opinion de ceux qui admettent que cette
substance agit sympathiquement de l'estomac sur l'utérus est fautive, puisque, par un tel mode d'action,
on ne saurait expliquer l'état de l'enfant dont il
s'agit ! Qu'une pareille histoire soit racontée par une
bonne femme aussi ignorante que crédule, cela se
conçoit ; mais qu'un médecin la rapporte sérieuse-
ment, et qu'un autre médecin se donne la peine de
la traduire, ce sont là des choses tout-à-fait inex-
plicables.

Un médecin français, M. Legouais, plus modéré

dans ses craintes, mais accusant cependant le seigle ergoté d'agir, en déterminant des mouvemens convulsifs de la matrice, trouve dans l'emploi de ce moyen, l'inconvénient de substituer, dit-il, une action pathologique à une action physiologique, d'où peut résulter, ajoute-t-il, une réaction générale, opinion que M. Giraud-Saint-Rome combat victorieusement, en faisant remarquer que l'inertie de l'utérus étant une sorte d'état pathologique, l'art peut ici venir au secours de la nature, comme dans tout autre cas analogue.

Enfin, en prenant à la lettre ce que dit M. Legouais relativement à l'emploi du seigle ergoté dans la parturition, il s'ensuivrait, que l'accoucheur devrait presque toujours rester inactif, même dans les cas les plus difficiles, dans la crainte de tomber dans un inconvénient analogue à celui qu'il reproche à cette substance; inconvénient, que d'ailleurs l'expérience ne démontre nullement; car dans toutes les relations d'observations sur l'emploi méthodique du seigle ergoté, il n'en est aucune où il soit mention d'autres phénomènes vers l'utérus, que de contractions plus ou moins prononcées, et sans apparence convulsive. En un mot, tout se passe lorsque la nature repond à ce moyen, comme il a été dit dans le dixième chapitre. Quant à une réaction générale, appréhendée par le même médecin, ce qui a été dit plus haut fait voir que cet accident n'est nullement à craindre.

On croira difficilement, sans doute, qu'un médecin

qui comme M. Legouais craint pour l'utérus l'effet sympathique de quelques grains de seigle ergoté, et qui
d'ailleurs professe l'opinion : « que si la nature suspend
» son travail, c'est pour reprendre de nouvelles forces
» *qui ne manquent jamais l'effet qu'on en attend,* »
conseille en définitive l'usage du forceps dans les cas
d'inertie de matrice trop prolongée ; c'est-à-dire,
d'un moyen extrême, et dont l'emploi méthodique
de l'ergot rendra l'usage bien moins fréquent.

Hosack et Vander-Linden redoutant plutôt les
effets du seigle ergoté pour l'enfant que pour la mère,
préfèrent aussi à ce remède l'emploi du forceps, qui
cependant est généralement plus préjudiciable à l'un
qu'à l'autre.

D'autres médecins, enfin, sans spécifier les inconvéniens qu'ils supposent au seigle ergoté, l'accu-
sent d'une manière générale d'être dangereux, sans
indiquer si c'est pour la mère, pour l'enfant ou pour
l'un et l'autre. Ainsi, M. Montain de Lyon, cité par
M. De la Prade, après avoir prononcé qu'il ne doit
se rencontrer aucun cas dans la pratique des accouchemens où le seigle ergoté puisse être utile, assure
qu'il en a toujours vu des effets déplorables : M. Cliet,
au rapport du même M. De la Prade, en porte un
jugement semblable, et dit même dans l'ouvrage
que nous avons sous les yeux, que l'on ne saurait
trop publier les dangers qui peuvent suivre l'administration de ce remède, ce qui est une opinion dont
chacun saura apprécier la valeur et la partialité.

Ramsbotham au rapport de Church qui lui suppose une opinion préconçue, serait aussi au nombre de ceux qui, sans une expérience suffisante, blâmeraient l'emploi du seigle ergoté.

Sans doute que quelques tentatives inopportunes parvenues à la connaissance de ces médecins, auront servi de base à leur jugement dont ils seront certainement les premiers à appeler, lorsqu'ils connaîtront tout le succès que l'on obtient de ce médicament, quand on l'administre convenablement.

En attendant, et indépendamment de l'autorité d'une multitude de faits, nous pouvons opposer à ces assertions générales et plus ou moins vagues, les assertions positives de Chapman et de Waller qui, avec une foule d'autres, déclarent que le seigle ergoté, administré dans la parturition, ne nuit nullement à l'enfant et que toute opinion opposée est entièrement dénuée de fondement ; Chapman faisant en outre observer que l'on ne saurait attribuer à cette substance la mort des sujets qui viennent au monde privés de vie, puisque le nombre des enfans morts-nés n'est pas plus considérable, toutes choses égales d'ailleurs, lorsque l'ergot a été employé, que dans le cas contraire.

Est-il donc à présumer que ce soit à l'usage plus répandu de l'ergot pendant l'accouchement, que l'on puisse attribuer les résultats fâcheux pour la population, qui ont été observés dans certaine partie des États-Unis ; résultats qui sont tels que Hosack rapporte, que la Société de médecine de New-York, frappée de la multiplicité des enfans asphyxiés en naissant, a nommé une Commission pour s'occuper de cet objet, et que dans cette contrée, ajoute-t-il, la poudre d'ergot est appelée *pulvis ad partum*, pour la mère ; et *pulvis ad mortem*, pour l'enfant.

Quoi qu'il en soit, en attendant le rapport de cette Commission, qu'il nous soit permis de douter que l'usage du seigle ergoté amène de pareils résultats en Amérique ; non seulement parce qu'en Europe il ne produit aucun effet de ce genre, ce qui est avoué même par ceux qui s'opposent à son administration (la différence des climats pouvant être accusée de cette diversité d'action); mais encore parce que Prescot, Stearns et plusieurs autres médecins américains, loin d'avoir observé quelque chose de semblable, en ont retiré de tels avantages, que Stearns surtout déclare que l'ergot n'a jamais trompé son attente, et que Balardini en Italie affirme qu'il n'a jamais connu de médicament aussi efficace.

Non seulement le seigle ergoté, ainsi que le reconnaissent même la plupart de ses adversaires, ne saurait causer la mort de l'enfant, lorsque la mère en fait usage pendant l'accouchement ; mais encore cette substance est complètement étrangère aux maladies qui pourraient se développer en lui après sa naissance ; ce qui est pleinement démontré par le mode d'action de ce remède. Ainsi, par exemple, on ne saurait attribuer à l'ergot l'endurcissement du tissu cellulaire qui s'est manifesté chez un enfant venu au monde sous l'influence de ce médicament ; affection qui d'ailleurs, au rapport de Balardini, n'eut aucune suite fâcheuse.

§. IV. Un des reproches les plus graves faits au seigle ergoté, c'est de pouvoir causer l'avortement et d'être conséquemment une de ces substances dangereuses dont l'autorité a besoin de surveiller le débit pour en empêcher un coupable usage.

Ainsi, au rapport de M. Gérardin, c'est une opinion généralement reçue dans les colonies que le seigle ergoté est un moyen sûr de produire l'avortement; accident que M. Goupil, dans les corollaires qui terminent son excellent mémoire, regarde plutôt comme possible que comme démontré.

C'est sans doute d'après une semblable opinion que MM. Henry, Pelletier et Planche, dans un rapport fait au Ministre de l'intérieur, au nom de l'Académie royale de médecine, ont conclu à la non introduction en France, d'une certaine quantité de seigle ergoté; et que MM. Bosc et Guibourt ne voient qu'avec crainte se répandre l'usage de cette substance.

Ajoutons ici Lorinser, (cité par Hufeland), qui accuse le seigle ergoté de causer l'avortement par hémorrhagie, tandis que c'est un accident que ce remède a la propriété de combattre.

Pour contre-balancer ce qui vient d'être rapporté nous rappellerons d'abord la remarque que nous avons déjà faite, c'est que le seigle ergoté pris à grande dose avec les alimens, n'a jamais causé d'avortement immédiat, puisque parmi les nombreux observateurs qui ont vu et fait connaître les accidens causés par ce mauvais grain, il n'en est aucun qui fasse mention que cette espèce d'accident soit survenu immédiatement, ce qui certainement n'aurait pas échappé à leur attention.

En second lieu, tout semble prouver que le seigle ergoté n'a d'action sur l'utérus, que quand cet organe, chargé du produit de la conception, tend à s'en débarrasser, soit prématurément, soit à l'époque ordinaire de la parturition. Nous ne connaissons qu'un seul fait, qui pourrait infirmer cette assertion, si toutefois il était authentique : c'est celui rapporté par Waller, qui dit avoir eu connaissance d'un cas d'avortement, occasionné deux heures après l'ingestion du seigle ergoté, pris à dessein, par une femme grosse de deux mois. Mais un fait de ce genre, complètement isolé, si peu circonstancié, qui n'a pas été observé par celui qui le rapporte, lequel n'indique pas même de qui il le tient, et de plus, qui est en opposition avec tout ce que l'on sait sur les effets du seigle ergoté, ne saurait être ici d'aucun poids.

Enfin, nous rapporterons ce qui a été vu par Stearns, qui fait mention que des individus ont administré, avec de coupables intentions, dans des cas de grossesses illégitimes, la décoction de plusieurs onces de seigle ergoté, et cela pendant un certain temps, sans qu'il en soit résulté rien de funeste. Le même auteur ajoute, que l'on doit plutôt rapporter les accidens qui peuvent survenir pendant l'emploi méthodique du seigle ergoté, à des circonstances individuelles ou fortuites qu'à cette substance. Enfin, ajoutons que Hall regarde le seigle ergoté comme incapable de provoquer l'avortement, étant le plus souvent, dit-il, vomi sans avoir exercé la plus légère influence sur l'utérus ou sur son contenu. Il ajoute même que l'ayant employé dans des cas d'avortement imminent, avec hémorrhagie, les symptômes précurseurs de l'avortement avaient cessé, et la femme était arrivée au terme de sa grossesse.

CHAPITRE XIV.

Emploi du Seigle ergoté dans diverses circonstances dépendantes de l'Accouchement, etc.

Ce n'est pas seulement dans le cas où les divers produits de la conception , parvenus au terme ordinaire de la gestation, sont encore à expulser, que le seigle ergoté a la propriété de ranimer les contractions utérines ; il agit aussi en vertu de cette faculté, 1°. pour favoriser l'expulsion du placenta ; 2.° pour accélérer dans le cas d'avortement, l'expulsion de la totalité ou du restant du produit de la conception ; 3.° pour combattre les hémorrhagies utérines ; 4.° pour déterminer l'expulsion des caillots séjournant dans la matrice ; 5°. enfin, selon quelques-uns, pour modérer l'écoulement des lochies.

Avant tout, nous dirons que, par une sorte d'analogie tirée de son action spéciale sur l'utérus, le seigle ergoté a été conseillé et employé comme EMMÉNAGOGUE, par Beckman, propriété que ne lui ont point reconnue la plupart des auteurs, tels que Lentin et Taube, qui ont vu l'aménorrhée survenir dans presque tous les cas d'ergotisme : Chapman, qui dit que le seigle ergoté a été employé contre la ménorrhagie : Hall, qui rapporte qu'administré dans plusieurs cas d'aménorrhée, il n'a vu ce remède produire qu'une grande agitation, accompagnée de douleurs à l'épigastre et de vomissemens ; ce qui tenait sans doute à une susceptibilité particulière des personnes auxquelles il l'avait administré. Enfin, ajoutons ici Prescot, qui établit positivement que le seigle ergoté ne jouit d'aucune propriété emménagogue.

Nous devons néanmoins faire aussi mention de l'opinion de Davies, qui, après avoir établi que l'aménorrhée est plus souvent l'effet d'un dérangement dans tout le système, que le résultat d'une lésion dans la vitalité de l'utérus, et que l'ergot n'agit sur cet organe que quand il y existe un certain degré de développement, propose néanmoins de recourir à ce remède contre cette affection, mais en continuant son usage pendant un certain temps.

Quoi qu'il en soit, cette impuissance, cette incapacité bien démontrée jusqu'à ce moment, du seigle ergoté, d'agir comme emménagogue, c'est-à-dire, de déterminer un afflux sanguin vers l'utérus, est d'autant plus essentiel à faire remarquer, que dans tous les cas il en résulterait une grande chance de moins pour que cette substance devînt abortive.

A *Expulsion du Placenta.*

L'expulsion du placenta de même que celle du fœtus, quoique cela soit beaucoup plus rare, peut être retardée indéfiniment par l'inertie de la matrice. Quoique l'art possède dans ce cas (outre l'excitation extérieure du globe utérin, alors plus facile et plus efficace, qu'avant la sortie de l'enfant) des moyens d'agir directement sur la matrice et sur le corps à expulser, telles que les injections stimulantes, les tractions sur le cordon et l'extraction même du placenta, à l'aide de la main portée dans la matrice*; il est cependant des circonstances particulières où l'emploi de ces moyens étant plus ou moins difficile, le seigle ergoté peut être fort utile pour achever la délivrance. Ces circonstances sont : la rupture du cordon plus ou moins près du placenta ; une très-grande adhérence de ce corps (qui peut-être squirrheux) à la matrice; son état enkysté ou châtonné, en totalité ou partiellement ; une plus ou moins grande portion de ce corps restée dans la matrice, surtout depuis un certain temps ; enfin, un degré, plus ou moins considérable, de resserrement du col utérin, avant la délivrance complète. Toutes ces circonstances, il faut le dire, ne dépendent pas de la seule inertie de la matrice, mais elles n'en réclament pas moins également l'usage du seigle ergoté, comme moyen de régulariser, aussi bien que d'activer les contractions de la totalité de cet organe.

De même que pour accélérer la sortie de l'enfant, le seigle ergoté est quelquefois inefficace, de même

* Nous ajouterons à ces moyens celui que vient de proposer Mojon, et qui consiste en une injection d'eau froide, légèrement acidulée avec le vinaigre et poussée avec modération dans le placenta par la veine ombilicale du cordon.

aussi il peut l'être pour déterminer l'expulsion du placenta; c'est ce que prouve une observation rapportée par M. Desgranges, d'un praticien anonyme qui n'obtint aucun succès de l'ergot qu'il avait administré pour favoriser la sortie du délivre; et avec cela de remarquable, que ce remède, déjà donné pour accélérer la sortie de l'enfant, avait complètement échoué. Mais, ainsi que nous l'avons exposé, il est des sujets chez lesquels la matrice reste constamment inaccessible à l'action de ce médicament.

Quoique nos connaissances sur l'emploi du seigle ergoté, pour déterminer l'expulsion du placenta, ne soient encore fondées que sur un très-petit nombre de faits, on peut cependant établir, comme règle générale de l'administration de ce médicament, dans le cas dont il s'agit, qu'il doit être donné à des doses plus faibles que dans l'accouchement proprement dit; la matrice ayant moins d'efforts à faire, comme moins d'obstacles à surmonter. Dans ce cas, au lieu de donner le médicament par les voies gastriques, on pourrait l'administrer en injections dans l'utérus même.

Voici une des observations connues sur l'emploi de l'ergot pour activer l'expulsion du placenta. Elle est due à M. Bordot. « M.ᵐᵉ R..., âgée de vingt-trois ans, d'une petite stature, très-délicate, accouchée l'année précédente d'un enfant qui mourut en naissant, arrivée au septième mois de sa seconde grossesse, me fit appeler le 31 mars 1825, à six heures du matin. M.ᵐᵉ R... avait éprouvé quelques douleurs dans la nuit, et l'accouchement s'en était suivi. J'arrivai assez tôt pour faire la ligature du cordon ombilical. Le placenta n'étant pas décollé, j'attendis en vain pendant une heure, que de nouvelles contractions se développassent, afin de favoriser, son expulsion, j'essayai de légères tractions ; mais ce fut inutilement. Avant d'introduire la main pour le saisir, ce qui n'est pas toujours sans inconvénient, je fis prendre vingt grains de la poudre *ocyotique*, délayés dans de l'eau sucrée et de fleurs d'oranger ; cinq minutes après son ingestion, une douleur suffit pour expulser ce corps charnu. »

Balardini rapporte une autre observation, qui prouve encore mieux les services importans que peut rendre le seigle ergoté dans certains cas difficiles qui se présentent quelquefois dans la pratique des accouchemens. Chez une femme dont il ne dit pas l'âge, trois jours s'étant écoulés sans que le délivre fût expulsé, l'utérus était mou et sans contractions ni douleur, et une hémorrhagie peu abondante persistait. Toute tentative d'extraction était refusée par une modestie déplacée. Trente grains de seigle ergoté réveillèrent les douleurs et firent expulser le placenta sans accident.

D'après tout ce qui vient d'être dit, on ne sera pas peu surpris d'apprendre que le seigle ergoté a été accusé de causer la rétention du placenta, quand on l'a administré dans le cours du travail ; c'est-à-dire pour favoriser l'expulsion du fœtus. Une semblable assertion n'a pas besoin d'être combattue.

B. *Avortement.*

Au rapport de quelques auteurs , et en particulier de Prescot , le seigle ergoté a aussi été mis en usage avec succès pour accélérer la délivrance , ou pour mieux dire , la sortie de la totalité du produit de la conception , dans des cas d'avortement. Cet auteur signale surtout les bons effets de ce moyen dans les avortemens survenant dans les premiers mois de la gestation , et accompagnés d'hémorrhagie , dont la cessation a suivi de près l'expulsion de l'embryon et de ses annexes.

Cette remarque du médecin américain et nos observations particulières dans la pratique des accouchemens , nous conduisent à établir que le seigle ergoté ne doit jamais être donné dans les avortemens qui s'opèrent *à sec ;* lesquels d'ailleurs réclament d'autant moins l'usage de cette substance , que les douleurs y sont toujours plus ou moins vives ; ce qui est le cas , comme il a été dit à l'occasion des accouchemens qui offrent cette parité , d'employer les bains , les émolliens , etc.

Nous devons faire ici une remarque essentielle, ou plutôt établir un précepte de la plus haute importance : c'est qu'il ne faut jamais administrer le seigle ergoté, que lorsqu'on a obtenu l'entière certitude que l'avortement est inévitable.

La dose d'ergot à employer , dans le cas dont il s'agit , doit en général être moins forte que pour l'expulsion d'un fœtus à terme.

Nous n'avons trouvé chez les auteurs aucune relation détaillée ou observation particulière de l'emploi du seigle ergoté pour aider l'avortement. Balardini et Davies disent seulement l'avoir employé avec succès chacun dans un cas d'avortement où le placenta était resté après la sortie du fœtus.

C. *Hémorrhagie utérine.*

La propriété que possède le seigle ergoté d'activer les contractions de l'utérus et par là d'accélérer l'accouchement, a fait rationnellement recourir à son usage pour remédier à des pertes survenues après la délivrance.

Ce sont surtout les médecins américains qui, les premiers ont préconisé le seigle ergoté contre ce grave accident. Prescot, par exemple, se loue particulièrement des bons effets de ce médicament dans divers cas de ce genre. Chapman le regarde aussi comme un des meilleurs moyens d'arrêter les pertes utérines, non seulement après la sortie du fœtus, mais encore après la délivrance, et il ajoute que ce médicament agit même comme préservatif des hémorrhagies qui arrivent après la sortie du placenta, lorsqu'il est donné pendant le travail de l'enfantement. Enfin, Hosack, qui n'est rien moins que prévenu en faveur du seigle ergoté, le regarde comme spécialement utile dans les cas d'hémorrhagies provenant de l'implantation du placenta au col de l'utérus ; car, dit-il, il y a moins de danger à employer alors l'ergot, l'orifice utérin étant dilaté, qu'à introduire la main et à faire la version de l'enfant. Ici le seigle ergoté aurait le triple avantage d'arrêter d'abord l'hémorrhagie par les premières contractions utérines qu'il déterminerait, de hâter l'accouchement, et par suite de préserver d'une perte ultérieure.

Le même auteur préconise le seigle ergoté dans les pertes utérines chroniques, habituelles, tenant à une faiblesse générale. Il cite à cette occasion l'observation d'une femme, âgée de cinquante ans, qui avait une perte habituelle, qu'aucun autre moyen n'avait pu arrêter, et qui fut guérie par trois doses, de dix grains chacune, de poudre d'ergot, données dans un jour. M. Goupil rapporte que dans un cas de ce genre, M. Andrieux n'a retiré aucun succès du même moyen.

Pour compléter la liste des médecins américains qui prescrivent l'ergot contre les hémorrhagies utérines, nous citerons Stearns, Dewees et Church ; qui conseillent en outre d'administrer ce médicament comme préservatif toutes les fois qu'une hémorrhagie est à craindre, surtout lorsque dans un accouchement précédent la femme a éprouvé une perte, soit pendant le travail, soit après la délivrance. Dewees rapporte même un cas où, suivant toutes les probabilités, il a obtenu un succès complet de ce moyen. Il s'agit d'une femme qui avait eu à la suite de six accouchemens précédens, des pertes inquiétantes. Le seigle ergoté ayant été administré pendant un accouchement subséquent, la délivrance ne fut suivie d'aucune hémorrhagie.

En Italie, Bigeschi a obtenu les mêmes résultats.

En France, MM. Bordot, Goupil et Préfet (cité par M. Bordot), sont aussi parvenus, à l'aide de ce moyen, à arrêter des hémorrhagies utérines survenues à la suite de la délivrance. Plusieurs autres médecins, en outre, le préconisent dans le même cas. Ainsi, M. Laroche, dans sa thèse sur les hémorrhagies utérines, jugeant par analogie, d'après les succès qu'il a obtenus du seigle ergoté pour l'expulsion de l'enfant, propose d'employer aussi cette substance, contre les pertes qui surviennent après l'accouchement.

Un autre jeune médecin, M. Burnier-Fontanel, dans sa thèse sur le même sujet, restreint l'usage du seigle ergoté contre ces accidens, aux cas seulement où les stimulans internes sont franchement indiqués, ce qui, selon nous, est un précepte sans fondement; car, il ne saurait y avoir en même temps irritation et hémorrhagie utérine du genre de celles que l'on a ici à combattre.

Quant à la dose de seigle ergoté, à administrer dans le cas de perte utérine tenant à la parturition, nous pensons qu'elle doit toujours être assez élevée, afin de remédier le plus promptement et le plus complétement possible, à l'effusion du sang laquelle peut devenir des plus graves. Nous devons même ajouter que l'emploi de ce remède ne doit pas faire négliger, au moins dans la plupart des cas, de mettre en usage les divers autres moyens usités en pareil accident.

C'est surtout dans la circonstance dont il s'agit

que le seigle ergoté pourrait être administré en injections.

Les observations suivantes feront connaître l'application de ce moyen à certains cas particuliers d'hémorragies utérines.

Première Observation, *par M.* Bordot. — « Mme Chev. . . . , âgée de 3o ans, d'une constitution très-irritable, quoique forte, était déjà accouchée deux fois, avec beaucoup de difficultés. Appelé le 17 novembre 1825, je la trouvai dans les plus grandes souffrances : les eaux de l'amnios étaient écoulées depuis plusieurs heures ; le col utérin était presque fermé. Comme je l'avais déjà accouchée, je pronostiquai que le travail serait long. Des demi-bains et des lavemens furent pris. La nuit se passa sans changement sensible ; il y avait de très-grands intervalles dans les douleurs. La journée du lendemain fut à-peu-près de même ; mais sur le soir les douleurs furent plus continues et plus fortes : on pouvait facilement introduire le doigt dans l'orifice utérin. Le fœtus se présenta par l'épaule gauche : bientôt cette partie franchit le col de la matrice ; la main droite parut en même temps. Je ne balançai pas alors à aller saisir les pieds que j'amenai l'un après l'autre. Cette opération fut très-laborieuse. L'enfant était asphyxié ; mais les soins les plus grands et les plus prolongés le rappelèrent à la vie. Comme il y avait perte utérine, je m'empressai d'aller chercher le placenta afin de terminer l'accouchement. Le sang continuant de couler avec abondance, je recommandai à la malade de ne pas exécuter de mouvemens, et aussitôt je lui fis prendre quinze grains de poudre *ocyotique* pour déterminer quelques contractions utérines. La perte ne tarda pas à s'arrêter, et je sentis très-distinctement l'utérus se durcir. Tout rentra dans l'ordre naturel ; et les suites de cet accouchement ont été très-heureuses, en prenant les précautions conseillées en pareils cas. »

Seconde Observation , par M. Goupil. — « Mme F....., déjà mère de trois enfans, accoucha après un demi-heure de douleurs expultrices, et le placenta fut extrait aussitôt après, par une sage-femme appelée en mon absence, et qui m'assura n'avoir exercé que des tractions modérées. J'arrivai une heure après la délivrance ; elle avait été suivie de pertes abondantes, et malgré les applications d'eau vinaigrée et de glace, malgré l'introduction deux fois répétée de la main dans l'utérus pour en extraire des caillots, le sang continuait à couler, la matrice ne se contractait un instant que pour retomber presque aussitôt dans l'inertie. L'accouchée avait perdu ses forces, et le pouls était petit et très-fréquent. Cet état dura jusqu'à l'administration du seigle ergoté ; dix minutes après la première dose de douze grains, il y eut une contraction de la matrice, qui se prolongea avec des douleurs assez fortes, et retour remarquable des forces, jusqu'à mon départ, une heure après. En m'éloignant, je prescrivis une seconde dose de douze grains, qui fut donnée une demi-heure plus tard. La perte ne reparut point, et l'écoulement des lochies, sans être entièrement supprimé, fut peu abondant. La malade se plaignit de fortes coliques pendant plus de 24 heures. La fièvre de lait fut très-peu marquée ; du reste, il n'arriva aucun accident notable. »

De ces faits et des assertions qui les précèdent, on peut conclure que le seigle ergoté, loin d'être susceptible de raviver une hémorrhagie utérine, comme le pense M. Broussais, jouit de la propriété de remédier à ce grave accident.

D. *Caillots dans la matrice.*

Il s'amasse quelquefois dans l'utérus, après la délivrance et par le concours de certaines circonstances, une plus ou moins grande quantité de sang, qui n'étant point expulsé par la nature ou extrait par l'art, se coagule dans cet organe, et en y séjournant souvent pendant plusieurs jours, détermine des phénomènes ou des accidens faciles à concevoir. L'expulsion de ce sang concret, de ce corps étranger, devant toujours être sollicitée promptement, le seigle ergoté est parfaitement indiqué dans cette circonstance.

L'observation suivante, due à Mackensie et rapportée par Waller, prouve le succès de ce médicament, dans le cas particulier dont il s'agit.

» Au moyen de cinquante grains de seigle ergoté (sans doute en poudre), infusés pendant dix minutes dans une tasse d'eau bouillante, Mackensie a procuré, dit-il, au bout d'une demi-heure, l'expulsion de plusieurs caillots de sang, qui après un accouchement de deux jumeaux remplissaient la matrice et lui faisaient conserver un volume si considérable, que la sage-femme croyait à l'existence d'un troisième enfant ».

E. *Lochies immodérées.*

Depuis long-temps le seigle ergoté est en possession chez les Allemands d'avoir la propriété de diminuer l'écoulement immodéré des lochies. Gaspard Bauhin le préconise pour cet effet. James, dans son grand Dictionnaire de médecine , tout en reconnaissant à cette espèce de grain, la propriété dont il s'agit, la restreint à sa substance blanchâtre intérieure. Hosack et Stearns regardent aussi l'ergot comme utile dans le cas de lochies trop abondantes. Enfin, nous citerons Davies, qui semble supposer que ce remède ne modère les lochies, que lorsque celles-ci sont le résultat de l'insuffisance des contractions de l'utérus, et qui ajoute d'ailleurs , sans indiquer ses autorités, que ce remède n'ayant jamais été employé seul, il y a du doute sur la part qu'il a pu avoir dans l'effet obtenu.

Tel est le précis de nos connaissances sur la propriété reconnue ou attribuée au seigle ergoté de modérer l'écoulement des lochies. Ici, encore plus que dans les cas précédens, les auteurs laissent beaucoup à désirer. Ainsi, s'agit-il des premières lochies formées par le sang , des lochies sanguinolentes ou de celles qui sont plus ou moins blanches ? Enfin, à quelle époque et à quelle dose doit-on administrer ce remède ? etc.

Aucun auteur à notre connaissance ne rapporte d'observation particulière de l'emploi de l'ergot dans le cas dont il s'agit.

Nous terminerons ici ce qui est relatif à l'administration du seigle ergoté dans les circonstances tenant à la parturition, en disant que ce médicament a été conseillé et administré comme ANTI-LAITEUX par un anonyme, qui d'ailleurs, ne dit rien des résultats qu'il en a obtenus.

CHAPITRE XV.

Effets du seigle ergoté chez les animaux.

L'ACTION du seigle ergoté chez les animaux, qui tous ne le prennent qu'avec répugnance, peut, comme chez l'homme, être envisagée sous deux rapports, suivant qu'elle est nuisible ou salutaire.

Différens quadrupèdes et différens oiseaux, nourris uniquement ou en partie avec cette production végétale ont été atteints d'accidens semblables à ceux que cette même substance produit chez l'homme; comme lui aussi, ils n'ont rien éprouvé de fâcheux, lorsqu'ils n'en ont usé qu'à petites doses.

Chez les animaux de même que dans l'espèce humaine, on ne fait point mention d'avortemens survenus chez les femelles qui auraient pu se trouver dans l'état de gestation, lors des expériences faites sur tel ou tel animal, dans la vue de constater les effets de ce grain dégénéré. Cependant Chapman avance, mais sans citer aucun fait ni aucune expérience, que le seigle ergoté donné à des animaux dans l'état de gestation, ne manque jamais d'occasionner l'avortement; tandis que Chatard rapporte différens faits, ou diverses expériences, qui prouvent le contraire, et dont voici le précis.

Une once de poudre d'ergot donnée en décoction à une forte truie, près de mettre bas, a seulement augmenté la sécrétion des urines et produit de l'agitation. Trois onces données en deux jours à une petite truie, au milieu de la gestation, n'ont rien produit de remarquable.

Quatre onces d'ergot données à une vache pleine de quatre mois, n'ont produit qu'une diminution momentanée de l'appétit.

Trois onces administrées, en deux jours, à une chèvre dont la gestation était assez avancée, n'ont causé qu'un peu de souffrance.

Wesener rapporte aussi avoir donné progressivement jusqu'à un gros de poudre d'ergot à une chienne carline, pleine, qui n'en a pas moins porté jusqu'à son terme, un petit qui vint au monde bien portant. Nous avons réitéré cette expérience sur une chienne de même espèce, à différentes époques de la gestation, sans que sa portée en ait éprouvé le moindre dommage.

On peut donc conclure de ces faits, contradictoirement à ce que dit Chapman, que le seigle ergoté donné à certaines doses, n'a rien d'abortif pour les animaux.

M. Combes, qui a fait des expériences analogues, n'a reconnu aucune action du seigle ergoté chez deux chiennes ; mais chez une troisième, il survint une forte agitation ; et une perte de sang plus considérable qu'à l'ordinaire, accompagna la sortie de ses petits, au nombre de quatre. Maiscomme l'auteur ne dit pas à quelle époque de la gestation il administra cette substance, on ne peut tirer aucune conséquence de ses expériences.

Dans tous les cas nous reproduirons ici la remarque que nous avons faite pour l'espèce humaine : que si l'avortement survenait avec tous les autres accidens dépendans du long usage alimentaire de cette substance , on ne devrait point l'attribuer à une propriété abortive de cette même substance, mais bien au trouble extrême, à l'altération profonde dont toute l'économie est atteinte.

Quant à l'emploi obstétrical du seigle ergoté chez les animaux, on ne l'a guère essayé, à notre connaissance au moins, que pour la vache. La dose a été de quatre onces en décoction dans une certaine quantité d'eau : quelques-uns y ont ajouté quatre onces d'huile.

On rapporte que M. Dupuy a obtenu le même effet en injectant de ce *decoctum*, dans les veines d'une vache. Enfin, Percy et M. Laurent font mention que de ce même *decoctum* mêlé avec moitié eau-de-vie, et injecté également dans les veines d'une vache, la fit vêler très-promptement.

Les veaux nés sous l'action de l'ergot, n'ont rien éprouvé de remarquable ; le lait de la vache n'a offert aucun changement.

On rapporte aussi que l'ergot a également été administré à des brebis dans la vue de faciliter leur parturition.

CHAPITRE XVI.

Observations sur l'emploi du seigle ergoté dans l'accouchement. — Récapitulation des différentes circonstances où ce médicament a été employé. — Tableau des auteurs qui ont publié des observations sur son emploi.

Nous donnerons dans ce chapitre : 1°. une série d'observations détaillées constatant l'efficacité et en même temps l'innocuité du seigle ergoté dans différens cas d'accouchemens proprement dits ; observations qu'à dessein nous empruntons de divers auteurs. 2.° Une récapitulation ou une indication des différentes circonstances dans lesquelles ce médicament a été administré avec plus ou moins de succès. 3.° Enfin, un tableau général de tous les auteurs qui ont publié ou indiqué des observations favorables ou défavorables sur l'emploi de cette substance et le nombre total de ces diverses observations ; tableau qui sera suivi de quelques remarques, soit particulières, soit genérales.

Iʳᵉ. Observation. par BALARDINI.

Femme de 37 ans, au septième mois de grossesse.—Douleurs
d'enfantement avec légère hémorrhagie.—Après sept jours
de diminution ou de cessation des douleurs, vingt grains
d'ergot. — Les douleurs reviennent pendant quelques
heures, puis diminuent.—Quinze autres grains déterminent
la sortie de l'enfant, qui vécut.

« Une femme âgée de 37 ans, mère de neuf enfans
venus naturellement et à terme, arrivée à peine au
septième mois de grossesse, fut prise le 1.ᵉʳ septembre des douleurs de l'enfantement, avec légère hémorrhagie. Au commencement de la nuit les douleurs devinrent de plus en plus rares et légères, et diminuèrent ainsi les troisième, quatrième et cinquième
jours ; elles avaient même presque totalement disparu
le septième. Les mouvemens de l'enfant n'avaient
pas cessé de se faire sentir, toutefois en diminuant
graduellement. Le col était ouvert comme une pièce
d'un franc, son orifice souple et mince ; les membranes déchirées permettaient de sentir la petite tête
de l'enfant qui pouvait être soulevée par le doigt et
retomber ensuite. La crainte de voir mourir l'enfant,
les eaux étant écoulées et le travail nul, firent recourir au seigle ergoté; vingt grains furent donnés dans
une tasse de vin blanc. Peu après les douleurs utérines furent très-fortes, mais elles diminuèrent ensuite pendant quelques heures ; quinze autres grains
furent donnés et produisirent de nouvelles douleurs
et l'accouchement d'une petite fille, développée comme l'est ordinairement un fœtus à sept mois ; cet enfant a vécu. »

IIme. OBSERVATION, PAR BIGESCHI.

Femme bien constituée.—Enfant présentant la face.—Utérus dans un état d'irritation.—Parties génitales externes tuméfiées. — Douleurs vives et prolongées devenues faibles et rares. — Trente grains d'ergot déterminent de nouvelles douleurs.—Accouchement au bout d'une demi-heure.

« Une femme douée d'une bonne constitution, enceinte pour la première fois, commença à sentir les douleurs de l'enfantement le 30 mai, à onze heures du matin. Ces douleurs étaient assez fortes et fréquentes et les eaux s'écoulèrent un peu après-midi. La sage-femme de l'hospice m'ayant fait appeler me dit, qu'ayant pratiqué le toucher après l'écoulement des eaux, elle avait reconnu que la face de l'enfant se présentait à l'orifice de la matrice. Je m'assurai aussitôt de cette position contre nature, mais je reconnus que la tête était petite, et je me bornai à tâcher de ramener le vertex vers le centre du bassin. Effectivement la tête présenta pendant quelque temps le vertex, et descendit un peu ; mais en arrivant au détroit inférieur elle se renversa, et elle présenta de nouveau la face, le sommet correspondant au sacrum et le menton au pubis. Les douleurs s'étaient toujours soutenues fortes et fréquentes, et la femme les secondait très-bien. La matrice fortement contractée sur le fœtus, était douloureuse à la partie antérieure et inférieure, et la petite lèvre de l'orifice était beaucoup tuméfiée. Voyant que dans cet état de choses chaque douleur faisait avancer, quoique très-lentement, la tête dans la position qu'elle avait, et jugeant qu'à cause du petit volume de celle-ci, l'accouchement pourrait venir à bien par les seules forces de la nature, je ne voulus employer ni levier ni forceps, dans la crainte d'augmenter l'irritation de l'utérus et la tuméfaction des parties externes de la génération. Alors la face se trouvant engagée dans le détroit inférieur, il était bien probable que la tête allait le franchir ; mais les douleurs devinrent tout à coup faibles, rares, et la femme fatiguée de ses longs efforts, ne pouvait plus les seconder. Dans cette circonstance je balançai un peu à administrer le seigle ergoté, parce que je craignais qu'il n'existât une inflammation de l'utérus, que je regardais comme déjà imminente ; enfin, je pensai que l'emploi de ce remède serait moins dangereux que celui des instrumens, et j'en donnai trente grains. Un quart d'heure après les douleurs revinrent fortes, longues et fréquentes, et en une demi-heure la tête franchit la vulve dans la position déjà indiquée. L'enfant était vivant, sa face rouge-livide, ses lèvres et surtout la supérieure, très-tuméfiée ; la peau était écorchée sur la bosse frontale gauche dans la largeur d'une pièce de vingt sols. Enfin, cet accouchement fut très-heureux, la face de l'enfant reprit bientôt son aspect naturel, et l'excoriation de son front guérit promptement. »

IIIme. Observation, par M. BORDOT.

Femme de 36 ans.—Rachitique.—Accouchée une fois avec
le forceps.—Extrême faiblesse.—Douleurs nulles.—Trente
grains d'ergot déterminent l'accouchement.

« Une femme âgée de 36 ans, d'une constitution
rachitique , était déja accouchée , il y a quatre ans ,
mais à l'aide du forceps. Appelé le 2 novembre 1824,
à sept heures du matin , pour l'accoucher de son
deuxième enfant , je trouvai cette femme ayant à
peine la force de marcher, et les plus légères douleurs
la faisaient tomber en syncope. Elle redoutait beaucoup
sa délivrance , craignant qu'on ne fût obligé d'employer les instrumens. Le col utérin était suffisamment
dilaté, et tout annonçait un accouchement prochain.
Je cherchai à remonter le moral de la malade; mais
ce fut en vain : il semblait qu'elle *mangeait ses douleurs* , comme on le dit vulgairement. J'attendis pa-
tiemment plusieurs heures , et tout décidé à employer
le forceps , après avoir rompu la poche des eaux.
Mais après m'être assuré qu'il n'existait aucun vice
de conformation , je voulus essayer l'emploi de la
poudre précitée (la poudre de seigle ergoté). J'en
fis prendre trente grains dans une once d'eau distillée
de menthe et une cuillerée d'eau de fleurs d'oranger.
Les douleurs ne tardèrent pas à se déclarer; le pouls
devint plein et fréquent , les forces se ranimèrent ,
et l'enfant , qui était très-peu développé, fut bientôt
entre mes mains. Les contractions utérines se suspen-

dirent alors tout à coup , et je fus obligé d'exercer quelques légères tractions sur le cordon ombilical , pour extraire le placenta , qui était déjà décollé. »

IVme. OBSERVATION , PAR CHATARD.

Femme en travail depuis neuf heures.—Trente grains d'ergot amènent la délivrance en moins de trente minutes.

« Une femme souffrait depuis neuf heures , des douleurs de l'enfantement, qui n'avaient produit que peu de changement dans l'état de l'utérus. On lui donna l'infusion de trente grains de seigle ergoté. Dix minutes après , survinrent des douleurs expultrices qui , en moins d'une demi-heure, déterminèrent une heureuse délivrance. »

Ainsi que nous l'avons dit plus haut , Chatard pense que la nature a , dans ce cas , plutôt agi spontanément que sous l'influence de l'ergot.

Vme. OBSERVATION , PAR M. CHEVREUL.

Femme de 3o ans , très-rachitique.—Souffrant depuis quinze heures.—Tête au détroit supérieur.—Infusion de trente grains d'ergot. —Au bout de cinq quarts-d'heure sortie de l'enfant.

« Une femme âgée de 3o ans, rachitique dès son enfance , taille de trois pieds huit pouces , entra à l'hospice le 22 février 1823 ; elle souffrait depuis le matin , et avait depuis midi des douleurs très-violentes. A dix heures du soir, la tête était encore au détroit supérieur, et l'orifice de la matrice dilaté de la grandeur d'une pièce de cinq francs. D'après la structure de cette femme, je craignais beaucoup qu'elle ne pût accoucher naturellement si l'enfant se trouvait un peu gros. Cependant je fus rassuré jusqu'à un certain point, en mesurant le bassin avec le pelvimètre, qui donnait au diamètre antéro-postérieur du détroit supérieur trois pouces six lignes d'étendue. Je lui fis administrer une infusion de trente grains de seigle ergoté. Dix minutes après, les douleurs devinrent expulsives. Une heure après, les douleurs parurent s'éloigner. A minuit, la sage-femme de l'hospice l'ayant touchée, fut très-surprise de sentir la tête qui faisait bomber le périnée, d'autant plus que cette femme employant tous ses efforts pour pousser, ne jetait aucuns cris, ce qui lui faisait croire qu'elle ne souffrait pas. Un quart-d'heure après, elle accoucha d'un enfant de volume ordinaire et bien portant. Elle est sortie au bout de six jours, bien rétablie. »

VIme. OBSERVATION, PAR CLARK.

Femme de 28 ans, enceinte de son second enfant.—Douleurs vives depuis plus de vingt-quatre heures, sans accélération dans le travail.—Vingt-quatre grains d'ergot déterminent des douleurs expultrices et l'accouchement au bout d'une demi-heure.

« Une femme âgée de 28 ans, était enceinte de son second enfant. Le travail se déclara un samedi à 6 heures du matin; il durait depuis trois heures lorsque j'arrivai. Les membranes se rompirent et les eaux coulèrent avec impétuosité. Le col de l'utérus était peu dilaté ; la tête se présentait naturellement , mais n'était encore qu'au détroit supérieur. Les douleurs continuèrent à de courts intervalles durant tout le jour , et augmentèrent la nuit , sans que le travail avançât.. Le dimanche matin , le col de l'utérus était un peu effacé , la tête semblait avoir baissé ; j'en augurai par conséquent que l'accouchement allait bientôt se terminer ; mais je fus trompé dans mon attente ; car les douleurs expulsives cessèrent tout-à-coup. La femme faisait de fréquens efforts , et le fœtus ne descendait pas ; alors j'administrai un scrupule de seigle ergoté. Au bout de quinze minutes il survint une douleur beaucoup plus forte et surtout beaucoup plus expulsive que toutes celles qui s'étaient manifestées pendant l'accouchement ; elle ne cessa presque pas jusqu'à l'expulsion de l'enfant , qui eut lieu une demi-heure après l'administration du remède. »

VIIme. Observation , par M. DE MONTMAHOU.

Femme de 42 ans , à sa cinquième grossesse. — Inertie depuis environ douze heures. — Trois quarts-d'heure après l'emploi de l'ergot l'accouchement est terminé.

« Une femme , âgée de quarante-deux ans , d'un tempérament sanguin , grosse pour la cinquième fois, et parvenue au terme de sa grossesse , éprouva dans la nuit du 14 au 15 décembre dernier , des douleurs assez fréquentes : appelé près d'elle , vers les huit

heures du matin ; je trouvai le col peu dilaté et l'utérus encore élevé. Les douleurs continuèrent, et à
onze heures, les eaux s'écoulèrent en assez grande
quantité : l'utérus alors était plus bas, le col plus
dilaté, et on sentait parfaitement la tête de l'enfant
qui se présentait dans une position favorable. Dès
ce moment les douleurs cessèrent entièrement. La
malade marchait avec facilité et n'éprouvait que de
l'impatience et de l'inquiétude, causées par cette
inertie de l'utérus. Après avoir employé inutilement
tous les moyens propres à ranimer l'action de l'utérus, je me déterminai à faire prendre à la malade le
seigle ergoté. J'en administrai trente-six à quarante
grains dans un demi-verre d'eau sucrée, à onze heures
du soir : à onze heures un quart, les contractions de
l'utérus commencèrent et se succédèrent avec une
telle rapidité, que la malade n'avait pas le temps,
disait-elle, de respirer. A onze heures trois quarts,
l'accouchement était terminé. Les suites de cet accouchement ont été très-heureuses, car la malade a
pu sortir le douzième jour. »

VIIIme. OBSERVATION, PAR M. DESGRANGES.

Femme à sa sixième grossesse, qui était double. — Après un
court travail arrive un enfant bien portant. — Quatorze
heures s'écoulent ensuite sans douleurs expultrices. —
Infusion d'ergot. — Au bout d'une demi-heure expulsion du
deuxième enfant vivant et plus fort que le premier.

« Une femme grosse, déjà mère de cinq enfans et

à terme, accouche naturellement d'un enfant bien portant, après un travail de peu de durée. On reconnaît aussitôt après la présence d'un second enfant, mais il n'y a plus de douleurs ; la nuit se passe dans l'attente, et au bout de quatorze heures la nature ne paraissait pas vouloir mettre fin à la délivrance de cette femme. La matrone lui donne alors l'infusion de seigle ergoté ; le travail recommence aussitôt, et se termine en trente minutes, l'enfant étant cependant plus volumineux que le premier et parfaitement vivant. »

VIIIme. Observation *bis*, par le même.

Femme de 23 ans, à sa troisième grossesse. — Travail suspendu depuis quinze heures.—*Decoctum* d'un gros d'ergot *en lavement.*—Accouchement au bout de vingt-cinq minutes.

« Je fus appelé en consultation auprès d'une femme de vingt-trois ans, bien conformée et mère de deux enfans. Depuis quinze heures elle était en travail pour accoucher d'un troisième, et elle n'avait plus de douleurs depuis à peu près le même espace de temps. Je la touchai et reconnus l'orifice utérin mollasse, souple, un peu ouvert et très-apte à prêter : phénomènes qui signalaient évidemment que la matrice se trouvait *au milieu* d'un travail interrompu, si je puis ainsi parler, et devenu stationnaire par le défaut de contractilité de la part de l'organe. Elle s'effrayait beaucoup de ce ralentissement et de la cessation des douleurs, ayant été assez prompte dans ses deux premiers enfantemens. »

« . . . Je fis donc jeter de suite un gros de seigle ergoté en poudre grossière dans dix onces d'eau bouillante ; et après une cuisson d'environ vingt minutes, on passa la décoction, qui fut donnée en lavement d'une chaleur convenable , avec recommandation de le retenir. Mon attente ne fut pas trompée ; en moins de vingt-cinq minutes, la matrice sortant de son état de torpeur, a recouvré toute la force et l'énergie de sa vitalité ; le travail s'est reproduit et soutenu , et sa terminaison ne s'est pas fait attendre : elle a été heureuse pour la mère et pour l'enfant. »

IXme. Observation , par Mme. LACHAPELLE.

Femme primipare.—Cessation des douleurs au bout de quinze heures. — On administre trente grains d'ergot. — Accouchement demi-heure après.—L'auteur doute cependant de l'effet du remède.

« Une femme parvenue à la révolution du neuvième mois de sa première grossesse, commença à ressentir les douleurs de l'enfantement, le 4 décembre à onze heures du soir. Le bassin était bien conformé ; l'enfant présentait le sommet de la tête au-dessus du détroit abdominal. Le 5 décembre, à dix heures et demie du matin, la dilatation de l'orifice utérin était très-grande ; les membranes s'ouvrirent. La tête descendit dans l'excavation pelvienne ; à midi, elle avait franchi l'orifice. A deux heures et demie, cessation des douleurs ; la tête ne fait plus aucun progrès. Trente grains d'ergot réduit en poudre grossière, ayant été bouillis dans quatre onces d'eau, furent administrés sur-le-champ. Les douleurs se réveillèrent peu après, et l'enfant fut expulsé à trois heures moins quelques minutes. Le retour de l'énergie utérine fut-il naturel et spontané, ou bien provoqué par le médicament ? »

Xme. Observation, par MERRIMAN.

Femme de 37 ans. — Huitième grossesse, qui est de deux enfans. — Le premier arrive mort. — Les douleurs cessent. — Au bout de quinze heures infusion d'un gros de poudre d'ergot. — Une heure après, naissance d'un enfant bien portant.

« Une femme de trente-sept ans, après sa septième grossesse, accouche d'un enfant mort-né. Les douleurs sont finies ; la matrice ne fait plus aucun effort pour expulser un second enfant qu'elle renfermait encore ; quoique des frictions et des clystères eussent été mis en usage. La femme dort bien, et à son réveil dejeûne sur son séant. Quinze heures après la sortie du premier jumeau, on lui fait prendre l'infusion d'un gros de seigle ergoté, dans une petite tasse d'eau chaude. Dix minutes après, les douleurs recommencent. Le second jumeau vint au monde naturellement. Dans l'espace d'une heure le double placenta est expulsé, et le travail est terminé. Le dernier enfant était une fille bien constituée ; elle et sa mère se sont bien portées depuis cette époque. »

XIme. Observation, par M. SERRURIER.

Femme de 36 ans , fort irritable. — Primipare. — A neuf
mois de grossesse.—Indices d'un enfant mort.—A 5 heures
du soir, premières douleurs fort légères que la femme seconde inutilement. — A 7 heures , douleurs expultrices
fort intenses qui cessent complètement dans la soirée.—
A 11 heures du soir, vingt grains d'ergot. — Très-peu de
temps après, expulsion d'un enfant putréfié.

» Une femme âgée de 36 ans , mariée depuis un
an , devint enceinte peu de temps après. Arrivée au
terme des neuf mois de sa grossesse , elle remarqua,
onze à douze jours avant l'époque de son accouchement , que l'enfant n'avait plus de mouvement, et
que , toutes les fois qu'elle se couchait sur le côté
gauche , elle sentait un poids qui , du côté droit ,
tombait comme une masse sur le côté opposé.

» Du onzième au douzième jour du terme de la gestation , des douleurs se manifestèrent. Je fus appelé
vers neuf heures du matin. La femme , naturellement
colère , paraissait inquiète de ce que ses douleurs
n'étaient pas plus vives , et lorsqu'elles avaient lieu,
elle faisait malgré mes avis, les plus grands efforts,
pour accoucher, disait-elle, promptement. Je m'étais
assuré par le toucher, que l'accouchement était encore
éloigné ; l'orifice , très-porté en arrière , offrait la
dilatation d'une pièce d'un franc.

» Le calme se rétablit chez la malade jusque vers trois
heures après midi , époque à laquelle reparurent des

douleurs vraies, accompagnées de la sortie de glaires sanguinolentes.

» L'orifice, porté plus en avant, offrait une dilatation de l'étendue d'une pièce de cinq francs, et de véritables douleurs annonçaient que la soirée serait terminée par la délivrance de la femme.

« Je quittai la malade, et ne la revis que vers six heures. La dilatation n'était pas plus avancée ; les contractions utérines se trouvaient remplacées par les premières douleurs qui avaient si vivement exalté la mobilité ou l'irritabilité de la malade.

« La matrice était tombée dans un tel état d'inertie, que, malgré les efforts de la femme, et malgré les douleurs qu'elle disait ressentir, aucune contraction utérine n'avait lieu. C'est ce dont s'assura M. Villeneuve, qui avait été mandé pendant mon absence momentanée.

« Peu d'instans après nous fûmes réunis, et nous convînmes aussitôt de tenter l'emploi du seigle ergoté. Il était onze heures ; le travail était complètement suspendu. La femme était même tombée dans l'abattement et le découragement.

« Vingt grains de poudre de seigle ergoté, mêlés à trois cuillerées d'eau sucrée, furent administrés en deux doses dans l'espace d'une demi-heure. A peine la seconde dose fut-elle prise, que les contractions utérines se manifestèrent. Elles se rapprochèrent si rapidement, que nous n'eûmes que le temps de placer la femme sur le bord de son lit. Elle accoucha aussitôt d'un enfant mort, dont la putréfaction déjà avancée, faillit m'asphyxier, au moment où sa sortie eut lieu. Le placenta suivit l'enfant. Il n'y eut point de perte.

« Les lochies, très-fétides, nous donnèrent de l'inquiétude pendant les quatre jours qui suivirent l'accouchement. Des injections préparées avec le quinquina, un régime intérieur approprié, dissipèrent tous les accidens qui pouvaient nous donner des craintes sur l'issue de ce pénible accouchement.

« La femme s'est parfaitement rétablie. Un mois a suffi pour sa convalescence ».

Cette observation, et plusieurs autres du même genre que nous aurions pu citer, infirment l'assertion de Davies : que le fœtus étant mort et putréfié, le seigle ergoté est inerte.

XIIme. OBSERVATION, PAR L'AUTEUR.

Femme de 32 ans, forte.—Cinquième enfant.—Travail commencé depuis vingt-neuf heures. — Douleurs devenues presque nulles.— Dix grains d'ergot les réveillent.—L'accouchement a lieu au bout de trois quarts-d'heure.

« Une femme de 32 ans, d'une bonne constitution, d'un tempérament sanguin, était en travail de son cinquième enfant. Ses trois premiers accouchemens avaient été assez prompts ; à son quatrième, elle eut un enfant mort que l'on fut obligé d'extraire par les pieds.

Les premières douleurs qu'elle ressentit pour ce cinquième enfantement, commencèrent à sept heures du matin par un temps chaud; assez légères dans la journée et la nuit suivantes, elle devinrent plus vives le lendemain à cinq heures du matin. Ces douleurs avaient leur siége dans le bas-ventre. A dix heures les eaux s'écoulèrent (les membranes peut-être ayant été rompues par la sage-femme) et bientôt la femme cessa de souffrir. Deux heures se passèrent dans cet état, durant lequel cette femme songeant à son dernier accouchement, concevait des craintes pour l'accouchement actuel.

La sage-femme qui était auprès de cette personne, nous ayant fait appeler vers midi, pensant qu'une saignée était nécessaire pour réveiller les douleurs qui avaient cessé, nous pratiquâmes le toucher et nous reconnûmes, pendant une légère douleur qui était survenue, que la tête qui se présentait dans la première position, était encore assez élevée, et que le col de l'utérus, fort souple, offrait une dilatation d'environ deux pouces de diamètre. L'état général de la femme était satisfaisant; le pouls était mou, régulier, etc.

Reconnaissant l'ensemble des circonstances qui permettent l'emploi du seigle ergoté, nous en prescrivîmes vingt grains en poudre, délayés dans un demi-verre d'eau sucrée, à prendre par moitié, à une demi-heure de distance. Un quart d'heure après l'usage de la première moitié, les douleurs se reveillèrent, le col s'amincit, la tête plongea dans le petit bassin, l'accouchement eut lieu vers une heure ; c'est-à-dire, environ trois quarts d'heure après l'emploi de dix grains d'ergot ; car les douleurs étant devenues vives et expultrices, on ne donna point la seconde moitié de ce que nous avions prescrit.

Il ne survint aucune espèce d'accident, soit primitif, soit secondaire.

Dernière observation, par M. GOUPIL.

A la suite de ces observations qui démontrent les succès du seigle ergoté dans différens cas d'inertie de de l'utérus lors de la parturition, nous en rapporterons une autre qui constate l'utile accélération du travail de l'accouchement chez une femme atteinte de palpitations.

« Une femme de trente-trois ans, née d'un père qui a succombé à une maladie du cœur, se plaignit elle-même, long-temps avant sa grossesse, de dyspnée, de douleurs dans la région précordiale, et de palpitations. Au sixième mois de sa grossesse, cet état fut aggravé par des circonstances malheureuses, et devint véritablement insupportable. L'emploi des saignées, des sangsues, et de tous les autres moyens usités en pareil cas, ne produisait qu'un soulagement momentané, souvent même à peine sensible. L'abus constant, bien que non avoué, des liqueurs fortes, et des discussions violentes pour des partages de famille, ne devaient que trop balancer les effets du traitement. Pendant le dernier mois de sa grossesse, ne pouvant plus se coucher, elle était forcée de dormir assise dans une bergère.

« Dès les premiers jours de janvier 1824, les douleurs utérines se firent sentir, toutefois sans dilatation
de l'orifice, et le 23 au soir seulement, le travail
commença par des douleurs de reins très-violentes :
la rougeur violette de la face, et surtout des lèvres,
la saillie des yeux qui semblaient chassés de leurs
orbites, la suffocation imminente, firent pratiquer
deux saignées. Tous ces symptômes persistaient le
24 dans la matinée, et la nécessité de terminer
promptement le travail de l'accouchement était ur-
gente. Cependant l'orifice ne se dilatait qu'avec une
extrême lenteur. On administra un demi-gros de
seigle ergoté en deux doses, à un quart d'heure
d'intervalle. Les douleurs de reins prirent bientôt
plus d'intensité, devinrent ensuite continues, et trois
quarts d'heure après la seconde dose, l'accouchement
était terminé. La délivrance se fit avec facilité.

« L'enfant vit et se porte bien, mais la mère n'a
survécu que quelques mois à son accouchement. »

D'après les diverses observations que nous avons
rapportées, et aussi d'après toutes celles qui sont
parvenues à notre connaissance, et qui sont énumé-
rées dans le tableau ci-joint, il est constant que le
seigle ergoté a été administré sans inconvénient, et
on peut le dire, avec un égal succès, à des femmes qui
se trouvaient dans des circonstances très-différentes.
Ainsi :

1.º Quelques-unes étaient dans la première jeunesse, tandis que d'autres (et c'était le plus grand nombre) étaient déjà d'un certain âge.

2.º Un petit nombre étaient d'un tempérament sanguin , et la majeure partie d'un tempérament lymphatique.

3.º Quelques-unes étaient assez irritables, et beaucoup d'autres l'étaient peu ou point.

4.º Chez les unes (dans l'état de non-gestation), les menstrues étaient régulières, abondantes; chez les autres, le contraire avait lieu, et dans tous les cas, le remède n'a eu aucune influence sur le cours ultérieur de la menstruation.

5.º Les unes avaient une bonne constitution , tandis que les autres étaient plus ou moins faibles, soit de naissance , soit accidentellement; quelques-unes même étaient rachitiques.

6.º Plusieurs avaient des affections morales tristes; quelques-unes même étaient frappées de l'idée de mourir de leur accouchement.

7.º Les unes, mais en très-petit nombre, étaient primipares, tandis que d'autres se trouvaient à leur douzième grossesse et même à leur quinzième.

8.º Plusieurs avaient eu des accouchemens difficiles, laborieux, ayant même nécessité l'emploi des instrumens.

9.º Quelques-unes, qui avaient éprouvé des hémorrhagies ou des convulsions , et même l'un et l'autre de ces accidens dans des accouchemens précédens, n'ont rien eu de semblable.

10.º Chez un petit nombre, il existait une sensibilité , une irritation , et même des douleurs au col de la matrice et au bas-ventre, qui pouvaient faire craindre la métrite ou la péritonite , maladies qui cependant ne sont point survenues. — Une de ces femmes avait une anasarque considérable.

11.º Chez plusieurs , le travail , plus ou moins avancé, durait depuis trois à quatre jours, et était suspendu depuis douze à quinze heures ; les eaux étaient presque toujours écoulées depuis plus ou moins de temps.

12.º Quelques-unes étaient gemmipares ; plusieurs portaient des enfans volumineux , très-vigoureux, tandis que chez d'autres, le fœtus était mort depuis un temps plus ou moins long. — Dans quelques cas l'enfant présentait les fesses.

13.º Enfin , sous le rapport des doses et des effets de ce médicament, quelques femmes n'en ont pris que dix grains , tandis que chez d'autres , la dose a été portée jusqu'à un gros, et même au-delà ; ce qui , dans la plupart des cas , a promptement ranimé les douleurs , et a déterminé l'accouchement en moins d'une heure ; tandis que chez d'autres , le remède n'a point agi avec autant de promptitude, et que chez plusieurs il a été insuffisant, ou n'a produit aucun résultat.

NOTES ADDITIONNELLES AU TABLEAU CI-JOINT.

N° 1.

M. Desgranges qui a médité les deux observations, dit qu'il prend l'engagement de prouver jusqu'à l'évidence, que le seigle ergoté n'était indiqué ni dans l'un ni dans l'autre cas, et qu'en outre ce médicament n'a contribué en rien à la perte d'une des accouchées et au mauvais état de l'autre.

N° 2.

On peut voir page 94 de ce mémoire l'historique du prétendu résultat fâcheux qui est indiqué, et pour de plus grands développemens, le travail de M. Desgranges annoncé sous le N° 32.

Chez deux femmes le seigle ergoté avait été administré en lavement.

N° 3.

On appréciera à sa juste valeur la relation du résultat fâcheux dont il s'agit, en lisant le précis que nous en avons donné, page 98.

N° 4.

Un de ces deux cas où le seigle ergoté détermina la délivrance, était celui d'une fausse couche à cinq mois et où le fœtus avait été expulsé cinq heures auparavant ; l'autre était celui d'un placenta séjour-

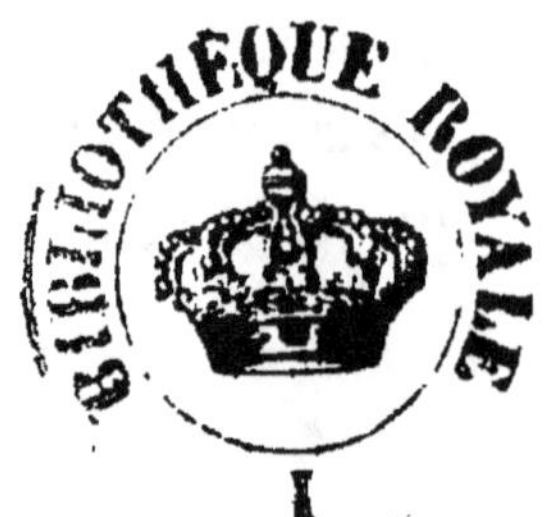
BIBLIOTHÈQUE ROYALE
I

TABLEAU

DES OBSERVATIONS PUBLIÉES A NOTRE CONNAISSANCE JUSQU'A CE JOUR (30 JUIN 1827)
SUR L'EMPLOI DU SEIGLE ERGOTÉ DANS LA PARTURITION.

N.os des RENVOIS.	NOMS DES OBSERVATEURS.	Nombre de fois qu'ils ont donné le Seigle ergoté.	SUCCÈS ÉVIDENS			Succès modérés.	Insuccès ou nullité d'action.	Résultats fâcheux.
			Dans l'Accouchement proprement dit.	Dans la Délivrance.	Dans le cas de Pertes.			
1	Anonymes cités par M. Balme	2						2
2	Idem cités par M. Desgranges.	7	5				1	1
3	Idem cité par Prescot	1						1
4	Balardini	3	1	2				
5	Bigeschi	19	14			4	1	
6	Bordot	18	13	2	2	1		
7	Bourdettes	1	1					
8	Brinkle	1	1					
9	Briot, cité par M. Desgranges	3	3					
10	Chapman, Dewees et James	200	200					
11	Chatard	12	2				7	3
12	Chevreul	33	28			5		
13	Clark	3	2				1	
14	Cliet	1						1
15	Combes	3					3	
16	Davies	11	8	1		1	1	
17	Desgranges	18	15			1	2	
18	Duviard, cité par M. Desgranges	1	1					
19	Foot	4	4					
20	Gardien	1				1		
21	Gilibert, cité par M. de la Prade	1						1
22	Goupil	26	18		1	2	5	
23	Henrischen	2						2
24	Hosack	3	3					
25	Huchedé	2	2					
26	Lachapelle (Mme)	54	2				52	
27	Lobstein	12	12					
28	Mandeville	1			1			
29	Mercier, cité par M. Desgranges	1					1	
30	Merriman, cité par Davies	2	2					1
31	Mey, cité par M. Pichard	1						
32	Montmahou (De)	1	1					
33	Olivier, cité par M. Goupil	1	1					
34	P***	2	1		1			
35	Pistre, cité par M. Desgranges	1	1					
36	Prescot	57	50				7	
37	Serrurier	1	1					
38	Stearns	200	200					
39	Villeneuve	9	7			1	1	
40	Waterhouse, cité par Stearns	1	1					
		720	600	5	5	16	82	12

nant depuis trois jours dans la matrice d'une femme accouchée à terme, et qui par une modestie déplacée, s'était refusée à toute tentative d'extraction.

N° 5.

Ces observations, ainsi que les précédentes, prouvent que le seigle ergoté exerce la même influence sur l'utérus dans les pays chauds que dans les contrées tempérées ; et cela avec les mêmes chances de succès.

N° 6.

Il est à regretter que M. Bordot se soit peut-être borné à ne citer que le cas où le seigle ergoté lui a réussi. Nous l'engageons donc, s'il publie de nouveau les résultats de sa pratique, relatifs à l'emploi de cette substance, à faire connaître si, comme la plupart de ses confrères, il a rencontré des circonstances où ce médicament ne lui a donné aucune espèce de résultat.

N° 7.

Dans ce cas, l'inertie était telle, que l'emploi du forceps paraissait inévitable. L'auteur qui possède beaucoup d'autres faits du même genre, affirme que loin d'avoir vu le seigle ergoté causer des accidens, cette substance lui a toujours parfaitement réussi.

N° 8.

Il s'agit d'un cas de convulsions survenues pendant un accouchement où le seigle ergoté paraît avoir été administré avec succès. Ce cas, moins remarquable que celui cité par Stearns, d'après Waterhouse, se trouve mentionné immédiatement après, page 47 de ce mémoire.

N° 9.

M. Desgranges cite seulement, sans les accompagner d'aucun détail, ces trois cas de succès obtenus par son confrère, qui les lui a communiqués.

N° 10.

Avec Chapman, nous avons indiqué collectivement le nombre de fois que lui et ses deux compatriotes ont employé avec succès le seigle ergoté dans la parturition. Mais ici, et encore avec plus de motifs que précédemment, ne pouvons-nous pas supposer que ces praticiens ont négligé de mentionner ou d'ajouter les cas où ce médicament ne leur a point réussi. Quel est en médecine le moyen qui a eu du succès deux cents fois consécutives ?

N° 11.

Page 29, et suivantes, nous avons donné le précis de ces douze observations, que nous classons ici comme elles doivent l'être ; faisant seulement remarquer de nouveau que les trois cas de résultats funestes qui y sont énoncés, ne peuvent nullement être attribués au seigle ergoté.

N° 12.

Dans ce nombre total de trente-trois accouchemens, où fut employé le seigle ergoté, il survint deux enfans morts; mais l'un avait cessé de vivre plusieurs jours avant le travail, et l'autre succomba à la compression du cordon. Les cinq cas de succès modérés, sont ceux où M. Chevreul eut recours au forceps; les forces de l'utérus, quoique ranimées par l'ergot, ayant cependant été insuffisantes pour l'expulsion de l'enfant.

Toutes ces observations sont consignées dans un mémoire manuscrit de ce Médecin, annoncé dans notre bibliographie.

N° 13.

Dans le cas d'insuccès, mentionné par Clark, le seigle ergoté, donné à deux fois, produisit cependant des contractions utérines bien prononcées, mais insuffisantes pour déterminer la sortie de l'enfant, laquelle n'eut lieu qu'à l'aide du forceps, appliqué cinq quarts d'heure après l'ingestion de la dernière dose du remède. L'enfant était mort ! mais quel est l'accoucheur impartial, fût-il l'antagoniste le plus déclaré du seigle ergoté, qui prononcerait que cet accident est dû à l'emploi de cette substance?

N° 14.

Afin que le lecteur puisse juger si l'observation rapportée par M. Cliet est véritablement défavorable à l'emploi du seigle ergoté, nous citerons la partie suivante de ses réflexions relatives aux cas dont il s'agit : « Faut-il conclure de cette observation » que le seigle ergoté a été la cause de la mort de

» cette femme ? Il serait difficile, pour ne pas dire
» téméraire, de décider cette question par l'affirma-
» tive. . . . »

Quelques confrères de M. Cliet, loin d'imiter sa
louable réserve, ont établi en fait, ce qu'il met
en question, et ont cité tour-à-tour l'observation
dont il s'agit, comme une preuve des accidens qu'ils
imputent au seigle ergoté.

N° 15.

Tout en rapportant les trois essais infructueux
dont il s'agit, M. Combes ajoute, que cependant il
n'affirme pas que le seigle ergoté ne puisse réelle-
ment faciliter l'accouchement.

N° 16.

Sur quinze observations, rapportées par l'auteur, treize lui sont particulières ; dans ce nombre,
il en est encore deux qui ne figurent point dans notre
tableau, étant relatives à l'emploi auxiliaire du seigle
ergoté, pour faciliter l'ablation de tumeurs dévelop-
pées dans l'intérieur de l'utérus.

Sur les onze observations que nous mentionnons,
il se trouve que trois enfans, quoique à terme, sont
venus au monde privés de vie ; mais il est à remarquer que chez plusieurs femmes tout mouvement du
fœtus avait cessé de se faire sentir depuis un certain
temps, et que chez toutes l'ergot n'a été employé
que très-tardivement, le travail durant en général
depuis quelques jours ; circonstance qui compromet
toujours la vie de l'enfant, et qui, d'après l'expé-

rience de Davies, est d'autant plus susceptible de déterminer l'asphyxie qu'elle se prolonge davantage.

N° 17.

Ces dix-huit observations, portées au nom de M. Desgranges, sont uniquement celles qui lui sont propres, et qu'il a publiées dans ses différens mémoires imprimés. Elles sont loin d'être les seules de ce genre que possède cet habile praticien, auquel on doit la propagation de l'emploi obstétrical du seigle ergoté en France.

Dans un des cas dont il s'agit, cette substance avait été administrée en lavement. C'est le sujet de l'observation n.° 8 *bis*.

N° 18.

Le sujet de l'observation dont il s'agit, était une jeune Allemande, replète, mais d'une constitution molle, et chez laquelle le médicament produisit en dix minutes l'effet désiré.

N° 19.

On doit dire que, dans deux des cas rapportés par Foot, il a été difficile de s'assurer si la délivrance a été le résultat du médicament, d'autres moyens ayant été mis en usage.

N° 20.

Le cas dont il s'agit, se trouve mentionné dans le rapport que M. Gardien a fait, conjointement avec M. Martin-Solon, sur le mémoire de Bigeschi.

Sans interpréter trop favorablement les paroles des rapporteurs, nous aurions pu classer ce fait au nombre de ceux où l'ergot a eu un succès complet.

Dans son traité sur les accouchemens, M. Gardien dit avoir fait quelques essais qui lui paraissent favorables au seigle ergoté, mais il ne cite aucun fait particulier.

N° 21.

Il s'agit d'un cas où, *un mois* après l'administration du seigle ergoté, il survint une fièvre muqueuse mortelle. Si ce simple énoncé ne suffisait pas pour faire apprécier la valeur d'une telle observation, on pourrait voir à la page 59 de notre mémoire.

N° 22.

Dans ce nombre de vingt-six observations particulières à M. Goupil, il y en a cinq ou six qui ne sont accompagnées d'aucun détail ; et un égal nombre où le médicament n'a été administré que pour accélérer le travail, et abréger ainsi les douleurs, la matrice n'étant nullement frappée d'inertie.

Deux des cas publiés par cet auteur, se trouvent rapportés textuellement dans le cours de notre travail.

N° 23.

Dans les deux cas fâcheux, rapportés par Henrischen, le seigle ergoté, ainsi qu'il l'établit lui-même, avait été administré de la manière la plus intempestive et avec la plus grande impéritie, ainsi qu'on peut le voir, pages 41 et 44, où nous rapportons textuellement ces deux faits, afin de mettre en garde contre de semblables résultats.

N° 24.

Ces trois observations de succès, rapportées par ce médecin américain, sans offrir en elles-mêmes rien de particulier, ont cela d'important qu'elles sont d'un auteur qui ne dissimule aucun des reproches faits au seigle ergoté, et qui en parle toujours comme quelqu'un qui n'est rien moins que prévenu en faveur de ce remède.

N° 25.

Sur neuf observations rapportées par M. Huchedé, nous n'avons mentionné que les deux qui lui appartiennent.

N° 26.

Sur 54 ou 55 faits mentionnés par madame Lachapelle, il ne s'en trouve que huit rapportés avec quelques détails. Dans ce nombre, deux seulement (n.ºs 1 et 6) paraissent favorables à l'emploi du seigle ergoté, qui d'ailleurs, dans aucun cas, n'a offert le moindre inconvénient, bien qu'il ait été administré à un et deux gros. D'où peut provenir une suite si remarquable d'insuccès de ce médicament, si ce n'est de la qualité ou des conditions particulières de celui qui a été employé? Voyez, à ce sujet, ce que nous avons dit chapitre XII.

N° 27.

Sur ces douze observations, que l'on doit à M. Lobstein, six sont simplement annoncées par

M. Desgranges, dans les termes suivans « M. Lobstein
» m'a instruit que pendant six fois, il a obtenu un
» succès marqué de l'emploi de ce remède, pour rani-
» mer les douleurs languissantes de l'enfantement. »
Trois autres observations du même professeur se trouvent aussi rapportées, mais avec détails, par M. Huchedé. Enfin, nous devons la connaissance particulière des trois dernières à M. Lobstein, qui a eu
l'obligeance de nous les transmettre directement.

Nous regrettons que l'impression de notre Mémoire, déjà très-avancée lorsque nous reçûmes ces
observations, ne nous ait pas permis d'en citer textuellement au moins une, qui offrait cela de remarquable,
que l'enfant pesait sept livres et demie, et avait dix-
huit pouces et demi de hauteur.

N° 28.

M. Mandeville (en 1827) pense être le premier
qui ait publié une observation d'hémorrhagie utérine arrêtée par le seigle ergoté; il est dans l'erreur.
Plusieurs faits de ce genre sont déjà connus, même
depuis un certain temps; ce qui d'ailleurs ne diminue
rien de l'intérêt de celui qu'il communique.

N° 29.

On lira avec intérêt, dans l'ouvrage de M. Desgranges, indiqué n.° 32, l'observation détaillée dont il s'a-
git, où l'on voit que la matrice *resta muette* (selon
l'expression de cet auteur) à l'action du seigle ergoté, tant pour l'expulsion de l'enfant que pour celle
du placenta.

N.º 3o.

Une des observations appartenant à cet auteur,
a été rapportée sous le n.º 10, chap. XVI.

N.º 31.

Voyez page 98 la relation de ce fait, et une partie des nombreuses objections que l'on peut opposer
aux conclusions de M. Mey.

N.º 32.

Cette observation, qui était inédite, se trouve
consignée sous le n.º vij.

Le même observateur, au rapport de M. Goupil,
dit avoir encore employé ce moyen, différentes fois,
avec un succès complet.

N.º 34.

Nous pensons que l'auteur de ces deux observations, dont la seconde est du plus grand intérêt,
n'a gardé l'anonyme que parce qu'il les publiait dans
un journal politique. En cela nous le louons de sa
sage réserve; mais nous l'engageons à les reproduire
ouvertement dans un de nos journaux de médecine,
avec les nouveaux résultats que sa pratique aura pu
lui offrir sous ce rapport.

N.º 35.

Le praticien qui rapporte ce fait, regrette que
les conditions nécessaires pour l'emploi rationnel de
l'ergot, n'aient point été constatées avant l'adminis-

tration de cette substance , laquelle d'ailleurs a eu tout le succès désirable.

N.º 36.

Sur ce nombre de cinquante-sept accouchemens, où Prescot a employé le seigle ergoté, il y avait vingt-deux femmes primipares qui perdirent quatre enfans ; les trente-cinq autres n'en perdirent qu'un seul.

La mort de ces cinq enfans tenant à toute autre cause qu'à l'action du seigle ergoté, ainsi que le fait observer Prescot , nous n'avons distingué sur notre tableau , que les sept cas d'insuccès annoncés par l'auteur ; insuccès bien manifestes dans trois circonstances seulement : dans les quatre autres , le seigle ergoté ayant paru avoir quelqu'action.

N.º 37.

L'auteur de cette observation , inédite jusqu'alors , en posséde plusieurs autres, aussi confirmatives des bons effets du seigle ergoté.

N.º 38.

Dans son travail, indiqué n.º 43, l'auteur disant avoir employé ce moyen avec succès, plusieurs centaines de fois , nous ne croyons pas dépasser son assertion en portant sur notre tableau , à son article, le nombre qu'on y voit.

Il est à remarquer que sur ce grand nombre de faits, Stearns n'en cite en particulier aucun qui lui soit propre. D'ailleurs il ajoute que tous ceux qui, à

sa connaissance, ont administré ce médicament, affirment en avoir retiré de bons effets.

N.º 39.

Ainsi que nous l'avançons, sur les neuf fois que
nous avons administré le seigle ergoté dans notre
pratique particulière, il nous a complètement réussi
chez sept femmes, qui étaient dans des conditions
diverses, mais aucune n'étant primipare.

Nous avons rangé dans les succès modérés, un
cas où les douleurs, réveillées peu de temps après
l'administration du médicament, à la dose de trente-
six grains (la femme ne voulut pas réitérer), ne
continuèrent qu'avec lenteur et faiblesse. L'accouchement n'eut lieu que trois heures et un quart après;
l'enfant, presqu'à terme, était mort depuis quelques
jours.

Dans le cas d'insuccès complet, il s'agissait d'une
femme primipare, qui prit deux fois trente grains
de poudre d'ergot qu'elle vomit. L'accouchement ne
fut terminé qu'à l'aide des instrumens.

N.º 40.

Cette observation, qui tend à établir les avantages du seigle ergoté, dans le cas de convulsions
puerpérales, se trouve consignée presque textuellement page 45 de notre Mémoire ; elle est aussi
rapportée dans le sixième volume de la nouvelle
collection de *Traités choisis*, à l'usage des médecins-
praticiens. *Leipsik*, 1822.

Nota. Indépendamment des expérimentateurs désignés dans ce tableau, beaucoup d'autres médecins possèdent des faits inédits, plus ou moins favorables à l'emploi de la substance dont il s'agit ; les uns sont nommés ou mentionnés par tel ou tel auteur ; d'autres ne l'ont point encore été. Et pour ne parler ici que de ces derniers, nous citerons MM. Audinet, Brunet, Bard, Baudelocque, Bonis, etc., qui nous ont dit avoir employé l'ergot différentes fois, et généralement avec succès.

Il résulte de ce tableau, où nous avons tâché, autant que possible, d'éviter toute espèce de double emploi, que sur sept cent vingt fois que le seigle ergoté a été administré, à notre connaissance, dans la parturition, il a eu :

Premièrement, six cents succès complets, dans le cas d'accouchemens proprement dits ; c'est-à-dire, pour l'expulsion du fœtus seulement, vivant ou mort, à terme ou autrement ; la grossesse étant simple ou gemellaire, toutes circonstances que nous n'avons pas pu spécifier dans notre tableau.

Secondement, cinq succès dans le cas de délivrance, ou d'expulsion du placenta.

Troisièmement, cinq succès dans le cas de pertes ou d'hémorrhagies utérines, après l'accouchement.

Quatrièmement, seize succès modérés, qui se composent, 1.º des cas où l'ergot n'a réveillé que pour

un certain temps les douleurs expultrices ; l'accouchement ne s'étant terminé naturellement que plusieurs heures après l'emploi de cette substance ;
2.° des cas où, après avoir avancé le travail au point
de rendre possible l'application des instrumens, l'accouchement n'a eu lieu qu'à l'aide de ceux-ci.

Cinquièmement, quatre-vingt-deux insuccès complets ; ou cas dans lesquels l'ergot n'a eu aucun
effet sensible ; ou, si l'on veut, n'a déterminé aucun
retour des contractions utérines, quelles que soient
les doses auxquelles il ait été administré.

Sixièmement, enfin, douze résultats fâcheux ou
funestes... soit pour la mère, soit pour l'enfant, attribués par divers auteurs à l'action immédiate ou à
un effet secondaire de l'ergot, et dont nous avons
fait connaître la valeur, soit dans le cours de notre
Mémoire, soit dans les renvois de ce tableau.

En dernière analyse, il résulte que sur sept cent
vingt fois que le seigle ergoté a été employé, on a
obtenu six cent dix succès complets, non compris les
succès modérés que nous laissons en dehors ; ce qui
met à peu près les chances de succès pour l'emploi
de ce remède, comparées aux chances d'insuccès,
comme sept et demi sont à un. Or, un pareil résultat est rarement fourni par les autres agens thérapeutiques, employés pour combattre tel ou tel état
morbide, dont la cessation, de même que l'heureuse
terminaison de l'accouchement, peut dans bien des
cas, dépendre uniquement des seules forces de la
nature.

Quant aux proportions entre le nombre de fois que le seigle ergoté a été employé et les résultats fâcheux attribués à cette substance, résultats qui seraient un cas malheureux sur soixante, ce calcul se trouve réduit à zéro, d'après ce qui a été dit précédemment.

CHAPITRE XVII.

Récapitulation.

DE tout ce que renferme ce Mémoire, il résulte :

1.° Que le seigle ergoté ou *Ergot*, (dénomination tirée de la forme de cette production végétale) qui se manifeste surtout dans les saisons humides, et est généralement regardé comme une dégénérescence morbide du grain normal, possède des propriétés physiques et chimiques, qui sont autres que dans le seigle à l'état sain.

2.° Que ce grain altéré, cause des accidens plus ou moins graves lorsqu'il entre dans le pain, et est pris ainsi en certaine quantité et pendant un certain temps.

3.° Que le seigle ergoté employé depuis long-temps dans la pratique des accouchemens, à l'insçu des médecins, jouit, dans le cas d'inertie de la matrice pendant la parturition, d'une propriété telle, que porté dans l'estomac ou dans le rectum, à une dose de vingt grains à un gros, il détermine en peu d'instans, par une action stimulante sympathique, des contractions utérines vives, soutenues, et une prompte délivrance exempte d'accidens, soit pour la mère, soit pour l'enfant ; toutefois quand ce médicament est administré dans les circonstances convenables et uniquement lorsque le travail n'est ralenti ou suspendu que par suite de l'affaiblissement de la matrice.

4.° Enfin , que ce médicament ne produit , chez certaines femmes, aucune espèce de résultats.

Nous devons ajouter, comme un épisode qui se rencontre dans l'histoire de toutes les nouvelles découvertes, que celle dont nous venons d'être l'historien, a été, et est encore par divers motifs, le but d'une foule d'attaques que nous n'avons pas cherché à éluder, et que même, à dessein, nous avons constamment fait connaître, afin que d'autres, guidés par de nouveaux faits, repoussent ou fortifient ces mêmes attaques, et qu'enfin les effets du seigle ergoté dans la parturition, cessent d'être un sujet de controverse.

CHAPITRE XVIII.

Bibliographie.

1. CAMÉRARIUS (Rodolphe-Jacques). — *Acta naturæ curiosorum. Centuria* VI. *Observatio* LXXXII. *anno* 1688.

Selon M. Huchedé, Camérarius, *loco citato*, serait le premier auteur qui aurait parlé de la propriété obstétricale du seigle ergoté ?

Ayant vainement cherché l'observation dont il s'agit, nous n'avons pu conséquemment vérifier l'assertion de M. Huchedé ; aussi ne portons-nous aucune espèce de jugement à ce sujet de pure érudition ; nous bornant à reproduire ici l'indication donnée par cet auteur, et répétée par M. Goupil, désirant que ceux qui entreprendront les mêmes recherches, soient ou plus habiles, ou plus heureux que nous.

2. PARMENTIER. —Lettre à l'abbé Rozier, relative à l'emploi du seigle ergoté, pour accélérer l'accouchement, Jour. de phys., t. IV, p. 144 à 145, *in-4°. Paris*, 1774.

Cette lettre ne renferme que l'énoncé de cette singulière propriété du seigle ergoté, indiquée à Parmentier, par une Dame Dupille.

3. TESSIER. — Traité des maladies des grains, p. 182 à 183, *in-8°. Paris*, 1783.

M. Tessier indique seulement, d'après la lettre qui vient d'être mentionnée, la propriété obstétricale du seigle ergoté. C'est à la page 160 de cet ouvrage, qu'il parle d'avortemens

survenus, entre autres accidens , par suite de l'usage alimen—
taire de ce mauvais grain.

4. VALMONT DE BOMARE. — Dictionnaire raisonné et
universel d'histoire naturelle , article *Seigle*. Nouvelle édit.
t. XIII, p. 135, *in-8°. Lyon,* 1800.

Cet auteur, comme le précédent, se borne à répéter le
fait énoncé dans la lettre de Parmentier à l'abbé Rozier.

5. STEARNS (John). — *Account of the pulvis parturiens a
Remedy for quickening Child-birth. In a letter to S. Akerly,* etc
c'est-à-dire , Traité sur la substance dite *Pulvis parturiens ,*
ou remède pour hâter l'accouchement, etc. *Medical repository,* de New-York. t. V, 2.me semestre, p. 308 à 309.
New-York, 1808.

L'auteur de cette lettre y parle fort succinctement de l'emploi obstétrical du seigle ergoté, pour lequel d'ailleurs il
montre un véritable enthousiasme.

5 *bis.* ANONYME.— Funestes effets du Seigle ergoté, par
un jeune praticien. Journal de Médecine de la Nouvelle
Angleterre. Trad. par A. Roche ; Bib. méd., t. XLVIII,
p. 258 à 260. 1825.

Nous donnons à la page 98 l'extrait de cette observation
indiquée d'abord par Prescot, et depuis, mentionnée par
tous les antagonistes du seigle ergoté.

6. FOOT (Malachi).—*Pratical observations on the medical
qualities and efficacy of the Ergot, or spurred Rye : Pulvis ad
parturientes. In a letter to D.r Samuel Akerly,* M.D.; c'est-
à-dire : Observations-pratiques sur les propriétés médicinales et l'efficacité de l'ergot ou seigle ergoté , etc.
Medical repository de New-York, nouvelle série. t. II,
p. 271-274, *in-8°. New-York,* 1815.

Cette lettre contient des faits-pratiques et des remarques

générales qui s'accordent avec tout ce que l'on sait de favorable à l'emploi obstétrical du seigle ergoté.

7. PRESCOT (OLIVIER). — *Dissertation on the natural history and medical effets of secale cornutum on Ergot. Read at the annual meeting of the Massachusett's Medical Society*, etc. C'est-à-dire : Dissertation sur l'histoire naturelle et les propriétés médicales. du seigle ergoté ; lue à la société médicale du Massachusett, etc. *Medical and physical journal.* t. XXXII, p. 90 à 99. *Londres*, 1815.

Traduction et analyse : par M. Charbonnier, Journal de Médecine, chirurgie et pharmacie. t. XXXI, p. 347 à 351. — par A. Roche. Bib. méd., t. XLVII, p. 403 à 411. — Journal général de Médecine, chirurgie et pharmacie. t. LI, p. 335 à 338.

Cette dissertation, pleine de faits curieux, généralement ignorés jusque là, est citée par la plupart de ceux qui ont écrit sur le même sujet. Par la traduction analytique qu'en a donnée le premier M. Charbonnier, ce médecin a beaucoup contribué à en répandre la connaissance en France, et conséquemment à propager l'emploi de ce médicament, en faveur duquel il invoque l'expérience.

8. RENAULDIN. — Dictionnaire des Sciences médicales, article *Ergotisme*. t. XIII, p. 180 à 182, *in-8°*. *Paris*, 1815.

A la fin de cet article, l'auteur donne le précis de la dissertation de Prescot, que M. Charbonnier venait de traduire; il engage les accoucheurs à répéter les expériences du médecin américain.

9. CHAPMAN (N.). — *Discourses on the elements of therapeutic and materia medica. Philadelphia*, 1817. — C'est-à-dire, Conférences sur les élémens de thérapeutique et de matière médicale. *Philadelphie*, 1817.

C'est dans cet ouvrage, qu'il nous a été impossible de nous procurer, que l'auteur, au rapport de M. Huchedé, affirme positivement que le seigle ergoté, employé dans l'accouchement, n'a jamais été nuisible à l'enfant.

10. BORDOT (Louis). — Considérations médicales sur le seigle ergoté, seconde partie, intitulée : *Emploi de l'Ergot considéré comme médicament*, p. 33 à 48, thèse in-4.º *Paris*, 1818.

Analyse : Nouveau journal de Médecine, chirurgie et pharmacie. t. III, p. 340 à 341.

Aux faits et à la doctrine qui appartiennent à M. Desgranges, l'auteur a joint des considérations sur la pratique des accouchemens.

11. DESGRANGES. — Extrait d'un mémoire sur la propriété qu'a le seigle ergoté, d'accélérer la marche de l'accouchement et de hâter sa terminaison. Nouveau journal de Médecine, chirurgie et pharmacie. t. I, 54 à 61. — Annales cliniques de Montpellier, 2.me série. t. III, p. 297 à 302. — Bulletin de la Faculté. t. VI, p. 23. — Gazette de santé, p. 173 à 174. 1818.

Ce mémoire renferme surtout d'excellens préceptes sur le mode d'administration de ce médicament.

12. DEWEES (WILLIAMS). — *An essay on the means of lessening pain , and facilitating certain cases of difficult parturition. Philadelphia*, 1818.—C'est-à-dire , Essai sur les moyens de diminuer les douleurs et de faciliter certains cas d'accouchemens laborieux. *Philadelphie*, 1818.

N'ayant pu nous procurer cet ouvrage, nous nous bornons à donner le titre tel qu'il se trouve indiqué dans différens traités sur l'emploi médical du seigle ergoté, et surtout dans ceux écrits par les compatriotes de l'auteur.

13. HENRISCHEN. — Quelques Mots sur la propriété du

Seigle ergoté de provoquer les douleurs d'enfantement ; trad. de l'allemand, du journal de *Hufeland*, par M. Marc. Bibl. méd., t. LXII, p. 262 à 265. 1818.

Cet auteur rapporte surtout des faits, qui font sentir toute l'importance de n'administrer ce remède que dans des cas opportuns.

14. ORJOLLET (Philippe-André).—Dissertation médicale sur les mauvais effets du Seigle ergoté pris comme aliment, et son usage dans l'art des accouchemens. Thèse in-4.º, p. 17 à 21. *Strasbourg*, 1818.

Cette Thèse renferme seulement quelques citations relatives à notre sujet.

15. PERCY et LAURENT. — Dictionnaire des Sciences médicales, article *Infusion*, t. XXV, p. 36. in-8.º *Paris*, 1818.

C'est l'indication d'une expérience faite sur la vache pour accélerer la parturition.

16. WESENER. — Sur les propriétés et les effets du Seigle ergoté. Trad. de l'allemand, du Journal de *Hufeland*, par M. Marc. Bibl. méd., t. LXII, p. 256 à 257. 1818.

Parmi les animaux sur lesquels cet auteur expérimenta le seigle ergoté, se trouve une chienne à l'état de gestation, qui n'en éprouva aucun accident.

17. BALME. — Traité historique et pratique sur le Scorbut, etc., p. 201 à 202, in-8. *Lyon* et *Paris*, 1819.

En parlant des accidens causés par le seigle ergoté, M. Balme rapporte, dans une note, quelques faits, d'après lesquels il juge défavorablement de l'emploi obstétrical de cette substance.

18. DESGRANGES.—Remarques et Instructions sur l'emploi du Seigle ergoté pour accélérer l'accouchement. Gaz. de santé, p. 293 à 294. 1819.

Sous ce titre , ce praticien précise les circonstances parti-
lières qui permettent ou réclament l'emploi de ce moyen.

19. GUIAUD fils.—Séance publique et exposé des Travaux
de la Société royale de Médecine de Marseille pendant
l'année 1818. p. 37 à 38 broch., in-8º. *Marseille*, 1819.

M. le Secrétaire mentionne seulement les travaux que
M. Desgranges a adressés à cette Société.

20. VILLENEUVE.—Observations sur l'emploi du Seigle
ergoté dans deux cas d'accouchemens. Bib. méd., t. LXV,
p. 67 à 68.—Gaz. de santé , même année, p. 452 et 479.
1819.

Ces observations, rapportées fort succinctement, ont été
faites en commun avec M. Serrurier, qui a rédigé l'une
d'elles , que nous publions sous le nº xj.

21. BAILLY (Aimé-Augustin-Placide). — Dissertation
sur l'Ergotisme , etc. p. 11. Thèse in-4º. *Paris*, 1820.

Ne considérant l'ergot que sous le rapport délétère, l'auteur se borne seulement à indiquer la propriété obstétricale
de cette substance.

22. BORDOT (L.).—Instructions sur la Santé des Femmes
enceintes , et sur les moyens de la conserver ; suivies de
l'emploi d'un nouveau médicament propre à faciliter et
accélérer l'accouchement , pag. 155 à 193. in-12. *Paris*,
1820.

On retrouve dans cet ouvrage, ainsi que dans le nº 10 , la
doctrine , les préceptes et la plupart des observations de
M. Desgranges , sur l'emploi de ce nouveau médicament.

23. CHATARD (Pierre). — *Experimental Observations on
the Medicinal proprieties of the Ergot , or spurred Rye ,
translated from the french, by D*ʳ*. F. Pascalis ;* c'est-à-dire :
Observations expérimentales sur les propriétés médicinales

de l'Ergot ou Seigle ergoté ; traduites du français par le D^r. Pascalis. *Medical Repository,* nouv. série , t. V, p. 11 à 24. *New-York* , 1820.

Ce travail de Chatard a été publié (en français ?) à Baltimore en 1818. Nous en rapportons la substance dans le chapitre VIII.

24. GUIAUD fils.—Séance publique et Exposé des Travaux de la Société royale de Médecine de Marseille , pendant l'année 1819 , broch. in-8°. *Marseille* , 1820.

> Analyse : Nouv. Journal de Méd., Chir. et Pharm., t. VIII, p. 166 à 167.—Journal univ. des Sciences méd., t. XVIII, p. 215.—Gaz. de Santé, p. 215 à 216. 1820.

D'après ces différentes analyses , M. Guiaud aurait compris dans son rapport, que nous n'avons pu nous procurer, un précis du travail de Chatard.

25. LEGOUAIS. — Dictionnaire des Sciences méd., article *Seigle ergoté* , t. L, p. 506 à 510 , in-8°. *Paris*, 1820.

Dans cet article , uniquement consacré à l'emploi obstétrical de cette substance , l'auteur s'attache constamment à éloigner de l'usage que l'on en pourrait faire sous ce rapport.

26. B... BOSC ?—Nouveau Cours complet d'Agriculture, etc., article *Ergot.* Nouv. édit., t. VI, p. 140, in-8°. *Paris,* 1821.

L'auteur, se borne à énoncer la propriété obstétricale du seigle ergoté , dont il craint d'ailleurs l'emploi.

27. DESORMEAUX. — Dictionnaire de Médecine , article *Accouchement*, t. Ier., p. 224 à 225 , in-8°. *Paris*, 1821.

Ce n'est qu'un passage très-court, où la propriété du seigle ergoté est seulement indiquée.

28. GIRAUD SAINT-ROME (C. J. D.).—De l'Inertie de la matrice pendant et après l'accouchement , p. 9 à 15. Thèse in-4°. *Paris,* 1821.

Rapporte les opinions diverses sur l'emploi obstétrical du seigle ergoté , et termine en disant que cette substance est encore à l'essai.

29. PHILIBERT (ANTOINE).— Essai sur l'inertie de l'Utérus , p. 21 à 22. Thèse in-4º. *Montpellier,* 1821 (nº 66).

Traite du seigle ergoté comme moyen de remédier à l'inertie utérine, sans émettre sur ce sujet rien de positif, ni sans rapporter de nouveaux faits.

3o. PRADE (R. DE LA).—Compte–rendu des Travaux de la Société de Médecine de Lyon , de juillet 1818 à septembre 1820 , p. 65 à 66 , broch. in-8º. *Lyon* , 1821.

M. le Secrétaire de cette Société s'attache surtout à faire connaître , dans le passage où il parle des nouvelles recherches de M. Desgranges sur le seigle ergoté , tout ce qui pourrait être défavorable à l'emploi de cette substance.

ANONYME.— Dictionnaire abrégé des Sciences médicales , article *Ergot,* t. VIII, p. 58 à 59, in-8º. *Paris* , 1822.

L'auteur énonce seulement , d'après Prescot , la propriété obstétricale du seigle ergoté.

32. DESGRANGES.—Observations et remarques pratiques sur l'administration du seigle ergoté , contre l'inertie de la matrice , dans la parturition , etc. Broch. in-8º. de 3o pages , *Montpellier* , 1822. (Extrait des Nouvelles Annales cliniques de la même ville et de la même année, p. 64 à 89).

Dans ce nouveau travail , l'auteur s'attache surtout à repousser par des faits et par des raisonnemens , les attaques portées contre l'emploi obstétrical du seigle ergoté.

33. BIGESCHI (GIOV). — *Osservazioni sulla proprietà della Segàle cornuta di ranimare le dogli parto ;* c'est-à-dire, Observations sur la propriété du Seigle cornu de ranimer les

douleurs de la parturition. Broch. in-8°., *Florence*, 1823. Traduite dans les bulletins de la Société médicale d'émulation de Paris, p. 1 à 24 du Ier vol. de 1823.

Analyse avec quelques considérations pratiques, par M. Miquel. Gaz. de Santé, p. 63. Même année.—Bull. gén. et univ., t. II, p. 110 à 111.

Ce mémoire, dont le traducteur a gardé l'anonyme, est surtout intéressant sous le rapport des observations qu'il renferme, et qui prouvent qu'à Florence, comme à Paris et à New-York, le seigle ergoté agit comme stimulant de l'organe utérin, pendant la parturition.

34. GARDIEN et MARTIN-SOLON.—Extrait de leur rapport sur le mémoire précédent, inséré à la suite de ce même mémoire, p. 25 à 28.

Sans regarder comme parfaitement concluantes toutes les observations de Bigeschi, les rapporteurs reconnaissent qu'il est des cas où le seigle ergoté a eu une action manifeste sur l'organe utérin.

35. BRINCKLE (W.-D.)—*A case of puerperal convulsion successfully treated with the Ergot, communicated in letter to William Darrach.* (Extrait du Journal de Philadelphie, pour 1823), *London medical Repository*, t. XX, p. 153 à 154, *London*, 1823. C'est-à-dire, Cas de convulsion puerpérale, traité avec succès par l'ergot, communiqué dans une lettre, etc.; Londres, 1823.

Outre le fait dont il s'agit, cette lettre contient quelques réflexions qui y ont rapport.

36. CLIET (M.-H.).—Observations médico-chirurgicales, recueillies à l'hôpital de la Charité de Lyon; p. 148 à 155, in-8°., *Lyon*, 1823.

C'est une seule observation, dont l'auteur tire des conséquences défavorables à l'emploi du seigle ergoté.

37. CORDIER.—Expériences sur les effets du Seigle ergoté, etc. Journal gén. de méd., chir. et pharm.; t. LXXXIII, p. 20 à 22.—Bull. gén. et univ., t. IV, p. 90 à 91.—1823.

C'est la relation d'une expérience que l'auteur a faite sur lui-même, avec cette substance.

38. EBERLE.—*Materia medica;* 1823?

Telle est l'indication que donne Davies d'un ouvrage, où il est question du Seigle ergoté comme médicament; ouvrage que nous n'avons pu nous procurer, et que nous supposons avoir paru deux ans avant le Mémoire qui en fait mention (n°. 56).

39. HUCHEDÉ (PAUL-ÉMILE-FRANÇOIS).—Considérations sur le Seigle ergoté, et sur son emploi dans l'art des accouchemens en particulier; p. 12 à 25, Thèse in–4.°, *Strasbourg,* 1823.

Cette thèse contient surtout beaucoup de recherches d'érudition relatives à cette substance, employée comme moyen obstétrical.

40. KEYL. *De secali cornuto ejusque vi in corpus humanum salubri et noxia. Berlin,* 1823.

Ne connaissant que le titre de cette thèse, nous ne pouvons en porter aucun jugement.

41. MERRIMAN. — *On difficult Parturition. Philadelphia Journal of the medical and physical sciences. Nos. and* 17. C'est-à-dire, sur les Accouchemens laborieux, etc.; 1823. Même remarques que pour l'ouvrage d'Eberle (n.° 38).

42. RAIGE-DELORME.—Dictionnaire de Médecine, suite de l'article *Ergot;* intitulée : *Effets de l'Ergot sur l'économie animale,* t. VIII, p. 271 à 273, in–8.°, *Paris,* 1823.

Rapportant les succès obtenus par Prescot, et les insuccès qui ont eu lieu à l'hospice de la Maternité de Paris, l'auteur se prononce pour l'action obstétricale du seigle ergoté, et engage les accoucheurs à en faire de nouveaux essais.

43. STEARNS (JOHN). —*Observations on the Secale cornutum, or ergot of Rye, with directions for its use in parturition.*
(Extrait de l'*American medical Recorder.*) *London medical
Repository;* t. XIX, p. 279 à 286, *London*, 1823; (et
t. XX, p. 112, où l'on trouve une sorte d'analyse de ce
travail). C'est-à-dire : Observations sur le Seigle ergoté,
avec les indications de son emploi dans les accouchemens.
Londres, 1823.

Traduction et analyse : Bull. des Sciences méd.; t. I, p. 93,
à 95.

Ce travail, qui mériterait d'être entièrement traduit en
français, est un des plus remarquables qui aient été faits jusqu'alors sur le sujet qui nous occupe.

44. BIDAULT DE VILLIERS.— Sur l'emploi du Seigle
ergoté dans l'accouchement. Extrait du *Philadelphia journal*, n.º 9, et de l'*American medical Recorder*, n.º 20. Nouvelle Bib. méd., t. IV, p. 109.—1824.

C'est une note très-courte, dans laquelle il est évident pour
le traducteur et pour nous, que les propriétés de cette substance sont singulièrement exagérées par l'auteur américain.

45. BIGESCHI.—*Breve cenno interno all'I. et R. Ospizio della
Maternita di Firenze.* C'est-à-dire , sur l'hospice de la Maternité de Florence ; in–8.º, *Florence*, 1824.

Traduction et analyse : Bull. des Sciences méd. , t. VII ,
p. 166. — *Osservatore med.*, t. I, p. 94 à 96.

L'auteur de cet ouvrage , reproduit brièvement l'opinion
qu'il professe sur l'opportunité de l'emploi obstétrical du seigle ergoté. Voy. n.º 33.

46. CHAPMAN (N.).—*Elements of Therapeutics and Materia
medica , etc.;* c'est-à-dire : Élémens de Thérapeutique et

de matière médicale , 3ᵉ. édit., t. Iᵉʳ., p. 482 à 487.
Philadelphie, 1824.

Grand partisan du seigle ergoté , Chapman , est à notre
connaissance , le premier qui parle de cet agent thérapeutique
dans un traité de matière médicale. Il le place à la fin de sa
classe des emménagogues , où selon nous , cette substance
ne doit pas figurer.

47. CHURCH (WILLIAM).—*Practical Observations on Ergot.*
Philadelphia journal, *may* 1824 ; c'est-à-dire : Observations
pratiques sur l'Ergot. Journal de *Philadelphie* , mai 1824.

Analyse : dans le *London medical and Physical Journal* ,
t. LIII , p. 18 à 19. *Londres*, 1825.

L'analyse de ce travail donne l'indication sommaire des
huit circonstances qui , dans la pratique des accouchemens ,
permettent ou réclament l'emploi du seigle ergoté.

48. DESGRANGES. — Confirmation des bons effets du
Seigle ergoté pour faciliter l'accouchement. Journal de
Pharmacie , t. X , p. 610 , in-8°. 1824.

Cette Confirmation est le résultat d'un nouveau travail que
ce praticien a adressé à l'Académie royale de Médecine , et
dont M. Virey a fait un rapport verbal dans la séance de la Section
de Pharmacie du 20 ctobre 1824. Dans le procès-verbal manuscrit de cette séance , rédigé par M. Laugier, il est fait mention d'opinions contradictoires sur les effets du seigle ergoté ,
émises par M. Lemaire-Lysancourt , d'une part, et MM. Caventou et Chevallier de l'autre ; opinions que nous avons fait
connaître ailleurs.

49. GARDIEN. — Traité complet d'accouchemens , etc. ,
3ᵉ. édit., t. II , p. 253 à 254 in-8°. *Paris,* 1824.

Après un énoncé historique relatif à l'emploi obstétrical
du seigle ergoté , l'auteur se prononce d'une manière favorable à l'usage de cette substance.

5o. GÉRARDIN. — Notice (lue à la Section de Médecine
de l'Académie royale) sur les inconvéniens du Seigle ergoté
employé pour favoriser l'accouchement. 1824.

Analyse : Archives gén. de méd., t. V, p. 622.—Gaz. de
Santé , p. 240.—Revue méd., t. III, p. 454. Traduite
avec ce titre : *Bad effects of the Ergot*, dans le *London
medical and physical Journal*, t. LII, pag. 53o.—1824.

L'auteur de cette notice ne possédant aucun fait particulier, confirmatif des accidens attribués à l'emploi obstétrical du seigle ergoté , a seulement rapporté l'opinion
de ceux des médecins américains qui regardent ce moyen
comme nuisible ou dangereux.

51. HOSACK (DAVID).—*Essays on various Subjects of medicinal Science* ; c'est-à-dire : Essais sur différens sujets de
médecine ; contenant (n° 19) un travail intitulé : *Observations on Ergot, communicated in a Letter to James Hamilton,
Prof. of Obstetrics in the University of Edimburgh, etc.* (1822);
c'est-à-dire : Observations sur l'Ergot , communiquées
dans une lettre à James Hamilton , etc., t. II , p. 295 à 3o1.
In-8.°, *New-York,* 1824.

Tout en reconnaissant l'efficacité du seigle ergoté , Hosack
rapporte avec soin , tout ce que ses compatriotes reprochent à
cette substance.

52. HUFELAND.—*Journal, Bibliothek der practischen Heilkunde.* C'est-à-dire ; Bibliothèque de médecine pratique de
Hufeland. t. LII, p. 35. 1824.

Cet article ne contient que le précis de la doctrine de quelques auteurs , partisans éclairés du seigle ergoté.

53. LORINSER (C.-J.). — *Versuche und Beobachtungen über
die Wirkung des Mutterkorns, etc.;* c'est-à-dire : Expériences et Observations sur l'action que le Seigle ergoté
exerce sur le corps de l'homme et des animaux , in-8°. de
x. 129 pages, *Berlin,* 1824.

(182)

Analyse : *Litt. Ann. der ges. Heilkunde* ; p. 219, Traduction
et analyse : Bull. des Sciences méd., t. IX, p. 271 à 272.
1825.

Lorinser, considérant le seigle ergoté principalement sous
le rapport de l'hygiène publique, ne parle que succinctement
des propriétés obstétricales de cette substance.

54. NYSTEN (P.-H.)—Dictionnaire de Médecine, etc., 4ᵉ.
éd. par M. Bricheteau. Article *Seigle.* p. 676, in–8°., *Paris,*
1824.

D'après le plan de l'ouvrage, la propriété obstétricale du
seigle ergoté est seulement indiquée dans cet article.

55. BASSET (Adolphe-Xavier).—Dissertation sur l'Inertie
de la matrice, etc.; p. 13 à 14, Thèse in–4°., *Paris,* 1825.

On ne trouve dans cette thèse, relativement au seigle ergoté, que la répétition des objections faites sur l'emploi de
cette substance.

56. DAVIES (Henry).—*On the Secale cornutum, clavus Ergot
of Rye. Medical and physical journal,* t. LIV, p. 1 à 7 et
100 à 105.—1825.

Traduction et analyse par Eusèbe de Salle, sous ce titre :
Emploi thérapeutique du Seigle ergoté. Revue médicale
t. IV, p. 303 à 310.—Annales de la méd. physiol., t. IX,
p. 180.—1826.

C'est un mémoire fort substantiel sur l'emploi de l'ergot
dans l'accouchement.

57. LACHAPELLE (mad.).— Pratique des Accouchemens,
etc., publiée par Ant. Dugès; t. I, p. 51 à 52; t. III,
p. 293 à 294 et 313 à 317. Trois vol. in-8.°, *Paris,* 1821
à 1825.

C'est dans le dernier volume de cet ouvrage, que se trouve,
dans un chapitre intitulé : *Expériences sur l'emploi du Seigle
ergoté dans l'inertie utérine,* la relation des expériences faites

à ce sujet à l'hospice de la Maternité , sous la direction de M. le professeur Chaussier.

58. PERRONNIER (Joseph-Arnoux-Victor).—Essai sur l'Hémorrhagie ou perte utérine après l'accouchement , p. 24. Thèse in-4.º, *Montpellier*, 1825.

Simple énoncé de la propriété anti-ménorrhagique du seigle ergoté.

59. BALARDINI (Louis). —*Uso della Segale cornuta , per sollecitare il parto , ed anco la sortita delle secondine , trattenate per diffeto di contrazioni uterine consequente emorragia. Annali univers. di medicina. Milano* , 1826. — C'est-à-dire , De l'emploi du seigle ergoté, pour accélérer l'accouchement et la sortie du placenta , retardés par le défaut de contractions utérines. Annales univ. de médecine. *Milan* , 1826.

Traduction et analyse : Revue médicale. t. II, p. 497 à 500. — Journal universel des sciences médicales. t. XLIII, p. 232.—Bulletin des sciences médicales. t. IX, p. 80 et 81.—1826.

Il s'agit d'observations toutes favorables à l'emploi du seigle ergoté.

60. CHEVREUL.—Observations sur les effets du Seigle ergoté dans le travail de l'accouchement. Manuscrit adressé à l'Académie royale de médecine en juin 1825.

Analyse : Archives gén. de Méd., t. XII, p. 635 à 639. 1826.

Ce manuscrit se compose principalement d'une nombreuse série de faits, tous plus ou moins favorables à l'emploi du seigle ergoté.

61. EVRAT, GARDIEN et BAUDELOCQUE.— Rapport sur le travail précédent. Manuscrit lu à la section de chirurgie, le 30 novembre 1826.

Analyse, dans le même journal. — Dans la nouvelle Bib. méd. t. I, p. 157 à 158. — 1827.

(184)

Le rapporteur, M. Baudelocque, émet à cette occasion, d'après M. H. Léveillé, une opinion nouvelle, tant sur la disposition de l'Ergot que sur sa partie active, et dont nous avons donné connaissance dans le cours de notre mémoire.

62. BAUDELOCQUE.—Note sur les effets du seigle ergoté dans le travail de l'accouchement. Journal général de méd. française et étrangère. t. XCVII, p. 358 à 385 — 1826.

Dans cette note, où se trouve fondu le rapport précédent, se remarquent des recherches historiques assez étendues sur l'emploi obstétrical de l'ergot.

63. BORDOT (L.). — Nouvelles recherches sur l'emploi du seigle ergoté, comme propre à faciliter et accélérer l'accouchement, etc. Broch. *in-8°*. de 30 p. *Paris*, 1826.

Cet ouvrage peut être considéré comme une nouvelle édition d'une partie du N.° 22, augmentée d'un certain nombre de faits favorables à l'emploi de cette substance.

Voyez encore les remarques faites sur cet ouvrage, par M. Trousseau, dans les Archives gén. de méd. t. IX, p. 321. Par M. E. G. C. dans le Journal gén. de médecine, chirurgie et pharmacie, t. XCV, p. 419. — Et par un anonyme dans le Journal univ. des sciences méd. t. XLII, p. 44.

64. BOURDETTES. — Lettre à M. Miquel, relative à l'emploi du seigle ergoté, pour faciliter l'accouchement. Gazette de santé, p. 126 à 127. — 1826.

Cette lettre a pour objet la relation d'un fait favorable à l'emploi de ce médicament, accompagnée de quelques remarques générales.

65. CHEVREUL. — Précis de l'art des accouchemens, p. 96 à 98, *in-12*. *Paris*, 1826.

L'auteur donne seulement, dans une note, quelques considérations générales sur l'emploi du seigle ergoté contre l'inertie utérine.

66. CLARK. — *Observations on the Ergot of Rye*, *London medical and physical Journal.* t. LV, p. 3o à 32. 1826. C'est-à-dire, observations sur l'emploi du seigle ergoté, etc. *Londres*, 1827.

Traduction et Analyse : par M. Billard, Archives générales de médecine, t. X, p. 287 à 290.— Gazette de santé, p. 58 à 59.— Propagateur des Sciences méd. t. V, p. 152 à 153. 1826.

Ce sont des faits favorables à l'emploi du seigle ergoté, accompagnés, dans le premier journal, de remarques du traducteur.

67. DEWEES (W.).—*A. Compendious system of midwifery*, etc.—C'est-à-dire, traité succinct de l'art des accouchemens , p. 479, *in-8°. Philadelphie*, 1826.

Traduction et Analyse, par M. Favre. Journal général de médecine, chir. et phar., etc. t. XCVIII, p. 116.— Bull. univ. des sciences, n° Ier. 1827.

Dans une note, l'auteur cite un cas où le seigle ergoté paraît avoir eu du succès, comme prophylactique, chez une femme sujette aux pertes, après la délivrance.

68. DUGÈS (ANT.). — Manuel d'obstétrique , etc. p. 208, *in-18. Paris*, 1826.

Dans trois lignes de cet ouvrage, M. Dugès contredit tout ce qui a été observé ou écrit en faveur de l'action du seigle ergoté dans la parturition.

69. G. — Note sur l'emploi du seigle ergoté, pour favoriser l'accouchement. — Propagateur des Sciences méd. t. V, p. 88.—1826.

C'est une note de quelques lignes, par M. Grimaud ?

70. GOUPIL. —Hémorrhagie utérine, succédant à un accouchement prompt , arrêtée par l'administration du seigle ergoté.—Nouvelle Bib. méd. t. III, p. 55 à 58.—1826.

— Analyse : Journal universel des Sciences méd. t. XLVI, 379 à 380.

C'est un des faits les plus importans que l'on possède sur l'emploi médical de ce mauvais grain.

71. GUIBOURT (N. J. B. G.). — Histoire abrégée des drogues simples, 2.ᵉ édition. t. II, p. 197, *in-8°*. *Paris*, 1826.

Fidèle au plan de son ouvrage, l'auteur se borne à énoncer la propriété obstétricale du seigle ergoté, en exprimant cependant des craintes sur l'emploi de cette substance.

72. HENRY, PELLETIER et PLANCHE. — Projet de rapport à l'autorité, approuvé par l'Académie royale de médecine, relatif à une demande d'introduire en France du seigle ergoté. — Archives gén. de méd. t. X, p. 620. — Revue méd. t. II, p. 336. — Nouvelle Bib. méd. t. II, p. 287.— Gaz. de santé, p. 57.—Journ. de chimie méd. t. II, p. 201 à 202.—1826.

Les rapporteurs conclurent à la non-introduction de cette substance, tant par la crainte d'un emploi abusif, que parce que la France en produit bien au-delà du besoin.

73. HEYFELDER. — *Gebrauch des Mutterkorns als arznei-mittel* — C'est-à-dire, emploi du seigle ergoté comme médicament.—Nouveau journal de la méd. et chir. allem., par Harlesse. t. VIII, 2.ᵐᶜ cahier, p. 22.—1826 ?

Heyfelder se borne à donner un précis de ce qui a été dit de plus remarquable sur ce médicament, par quelques-uns des auteurs qui s'en sont occupés.

74. LÉVEILLÉ (J. H.). — Mémoire sur l'ergot, ou nouvelles recherches sur la cause et les effets de l'ergot, considéré sous le triple rapport, botanique, agricole et médical. Extrait des annales Linnéennes, pour 1826. Broch. *in-8°* de 16 pages. *Paris*, 1827.

Analyse : Journal univ. des Sciences méd. t. XLV, p. 249.

Ce n'est que très-succinctement que l'auteur fait mention des propriétés médicales du seigle ergoté.

75. MACKENSIE. — Sur l'efficacité du *Secale cornutum.* Journal de médecine de *Londres*, etc. 1826.

N'ayant pu consulter ce travail, nous nous bornons à en indiquer le titre.

76. MAGLIARI. — Appel aux accoucheurs italiens, relatif à l'emploi du seigle ergoté.—*Osservatore medico*, etc. p. 119. Année 1826.

Ce titre fait parfaitement connaître l'objet et le but de cet article de la Gazette de santé italienne.

77. P... — Article sur le seigle ergoté, employé dans l'art des accouchemens. Drapeau blanc, 27 octobre 1826.

Cet article a été fait à l'occasion du dernier ouvrage de M. Bordot, (n°.   ). L'auteur, qui s'est caché presque complètement sous le voile de l'anonyme, rapporte plusieurs faits favorables à l'emploi de cette substance.

78. PICHARD (J. M.) — Compte rendu des travaux de la Société de médecine de Lyon, depuis le 19 juillet 1824 jusqu'au 17 juillet 1826, p. 16, broch. *in-8°. Lyon*, 1826.

Analyse : Archives générales de méd. t. XII, p. 313. —Annales de la méd. phys., par M. Broussais. t. XI, p. 458 à 459.

M. Pichard rapporte seulement, sans remarque ni réflexion, une observation de M. Mey, défavorable à l'emploi du seigle ergoté.

79. RUST. — Sur l'efficacité du *Secale cornutum*, dans les accouchemens. *Magazin für die gesammte heilkunde*. C'est-à-dire, Magasin général de médecine. t. XXIII, chap. I. *Berlin.* — *Der Kritisches Repertorium für die gesammte*

heilkunde. C'est-à-dire, extrait du répertoire critique sur divers articles de médecine. t. VI, p. 411. — 1826.

Nous répeterons, pour cet auteur, ce que nous venons de dire sur l'article de son compatriote Heyfelder.

80. VANDER LINDEN (P. L.) — Compte rendu des travaux de la société des Sciences médicales et naturelles de Bruxelles, p. 76 à 78. Broch. *in-8°. Bruxelles*, 1826.

Il y est fait mention d'une des notices de M. Desgranges, sur l'emploi du seigle ergoté ; mention qui est suivie de quelques remarques critiques.

81. WALLER. — Seigle ergoté hâtant l'accouchement, extrait et traduit des Journaux anglais. — Revue médicale. t. III , p. 313 à 315. — 1826.

Partisan de l'emploi de ce moyen, Waller fait connaître les succès qu'en a obtenus un professeur de Glasgow.

82. BURNIER-FONTANEL (PIERRE-MARIE). — Quelques réflexions médico-philosophiques , suivies de considérations sur les hémorrhagies utérines , etc. , p. 19. Thèse *in-4°. Paris*, 1827.

Le seigle ergoté, dit l'auteur, est encore à l'essai ; mais il a acquis des droits à l'attention et aux recherches des observateurs.

83. CHEVALLIER (A.). — Note sur le seigle ergoté. Journal de chimie médicale, etc. t. III, p. 188 à 190. Journal d'Agriculture, de Méd., etc. du département de l'Eure, t. IV, p. 186 à 188, et sans nom d'auteur. — Journal de la Société roy. de médecine de Toulouse , t. II, p. 276 à 281. — 1827.

On trouve, dans cette note, un précis du travail que Stearns a publié en 1807 (n°. 5), et deux formules très-différentes pour l'administration de cette substance ; l'une de cet auteur où se trouve de l'opium , l'autre de Dewees, et dont l'eau de cannelle est l'excipient.

84. COMBES (V.) — Considérations sur l'emploi du seigle ergoté, dans les cas d'accouchemens laborieux.—Nouvelle Hygie. 27 mai 1827.

Nous ne ferions point remarquer ici que ce titre, auquel M. Combes a sans doute attaché peu d'importance, donne une fausse idée des cas où l'on peut employer le seigle ergoté, (qui ne doit jamais être administré dans les accouchemens labo-- rieux proprement dits) si l'auteur ne disait, dans le cours de son article que : « .... Plusieurs médecins.... ont publié » des faits nombreux qui tendent à prouver que, *dans tous* » *les cas d'accouchemens laborieux*, les contractions uté— » rines ont été déterminées sur-le-champ par l'ingestion de » vingt à trente grains de cette substance. » Passage où se retrouve l'inexactitude dont il s'agit, et qui d'ailleurs ten- drait à faire croire que le seigle ergoté jouit de propriétés infaillibles, qu'il est loin de posséder. Cet article contient des faits qui ne sont point favorables à l'emploi du seigle ergoté.

85. COURHAUT (J. F.) Traité de l'ergot du Seigle, ou de ses effets sur l'économie animale, principalement la gangrène. In-8.º Pages 55 à 60, et 72 à 74. *Châlons-sur-Saône*, 1827.

Cet ouvrage n'étant parvenu à notre connaissance qu'au moment où l'impression du nôtre touchait à sa fin, nous n'avons pu conséquemment faire mention en leur lieu, des ob- servations et des opinions de l'auteur sur l'emploi de l'ergot dans la parturition ; opinions dont plusieurs sont opposées à nos assertions, ainsi qu'on peut le voir dans l'exposé suivant.

L'auteur pense d'abord avoir saisi la nature sur le fait dans la production de l'ergot. C'est, selon lui, une goutte de pluie qui commence par troubler la fécondation : après quoi, la chaleur survenant, produit, à l'aide de la fermentation, un principe putréfiant ; et enfin, après différentes phases, se développe l'excroissance monstrueuse dont il s'agit.

M. Courhaut ne pense pas qu'il puisse exister des grains, moitié ergotés, moitié sains.

Ayant analysé de l'ergot, il dit avoir découvert un acide, qu'il appelle *acide ergotique*, « que l'ammoniac, dit-il, neu- « tralise en moins de deux minutes sur le grain, et en moins « de deux heures sur le malade. »

C'est à cet acide que l'auteur attribue la propriété spéci- fique du seigle ergoté sur l'utérus ; acide qui, selon lui, dé- termine la contraction des vaisseaux sanguins de cet organe et en expulse le sang ; et qui, agissant de la même manière sur les vaisseaux lactés, coagule le lait et s'oppose à son cours. Malgré cette assertion, qui ferait penser que M. Courhaut attribue la propriété obstétricale de l'ergot à un acide parti- culier, il dit plus loin, que cette propriété *découle de la vertu putréfiante* de cette substance : ce qui nous paraît une contradiction manifeste.

A la page 57 de son ouvrage, M. Courhaut dit positive- ment, que dans les épidémies de 1813, 1814, 1816 et 1820, les femmes avortaient avec douleur et célérité du huitième au quinzième jour, et même plus tard. Sans dou- ter que l'auteur ait vu survenir, pendant l'ergotisme, l'acci- dent dont il parle, nous regrettons que son assertion ne soit point accompagnée de tous les renseignemens et de tous les développemens nécessaires. Par exemple, nous regrettons qu'il ait omis de dire, si toutes les femmes grosses qui ont mangé du pain contenant de l'ergot ont avorté, et si tous les avortemens qu'il a observés dans cette circonstance peuvent être attribués à ce mauvais grain ; ce dont nous doutons d'après l'observation suivante, qui est la seule de ce genre rapportée par M. Courhaut.

« Le 20 octobre 1813, je suis appelé au domicile de M. C....., pour son épouse qui éprouvait les douleurs de l'enfantement dans une grossesse de six mois. Cette dame , d'une faible constitution, éprouvait un froid continuel ; le pouls était petit , concentré ; elle avait le sein fade et petit. Je la fis mettre au régime sans penser à l'ergot. La couche fut briève et les douleurs actives.

« Le 24 août 1814 , la même accoucha au septième mois, avec les mêmes symptômes et les mêmes suites. L'enfant a vécu deux mois. Depuis , cette dame a eu d'autres couches qui sont venues à terme et ont été très-heureuses. La malade n'a point eu de froid , et le pouls était développé comme dans l'état naturel , les seins étaient pleins et souples. J'appris alors qu'elle avait mangé du pain ergoté en 1813 et en 1814 , et que ses domestiques en avaient été incommodés à la première période , mais qu'elle ne croyait pas que le peu qu'elle en avait mangé pût lui être nuisible. »

Quoi qu'il en soit des opinions diverses émises par M. Courhaut , et des faits qu'il rapporte , il n'en établit pas moins que le scigle ergoté , donné méthodiquement, ne peut jamais produire l'avortement.

86. GOUPIL (Aug.).—Essai sur l'emploi médical du Seigle ergoté. Journal des Progrès des sciences et institutions médicales ; t. III, p. 161 á 207. *Paris*, 1827.

C'est le travail le plus étendu et le plus complet , qui existe sur ce sujet; l'auteur y reproduit ce qu'il a déjà publié n.º 70.

87. HALL (Charles).—Remarques pratiques sur le Seigle ergoté. Ext. et trad. de l'*American medic. Review*. Nouvelle Bib. méd., t. I, p. 135 à 137.—1827.

Ce sont des accusations contre l'ergot, qui ne sont fondées ni sur une saine physiologie , ni sur une pratique raisonnée.

88. MANDEVILLE.— Observation d'hémorhagie par inertie de la matrice, arrêtée par le Seigle ergoté. Gaz. de Santé , p. 124 à 125. — 1827.

Cette observation est suivie de quelques réflexions sur l'emploi de l'ergot dans les ménorrhagies passives.

89. LAROCHE (C.) — Essai sur les hémorrhagies utérines, etc.; p. 46. Thèse in-4.°, *Paris*, 1827.

M. Laroche ne parle que très-succinctement de l'emploi obstétrical de l'ergot.

90. THEVENOT (JEAN-VICTOR). — Considérations sur les Hémorrhagies utérines, etc.; p. 25. Thèse in-4.°, *Paris*, 1827.

L'auteur de cette thèse, ne donne sur l'emploi du seigle ergoté, que les notions les plus superficielles.

A la suite de cette Bibliographie, uniquement relative à notre sujet, nous citerons les auteurs qui, dans des Traités *ex-professo*, des Mémoires, des Dissertations inaugurales, des passages de leurs ouvrages, des articles de Dictionnaires ou de Journaux, etc., publiés en différens pays comme en différentes langues, ont traité de l'ergot sous le rapport de l'agriculture, de l'économie rurale et domestique, de l'histoire naturelle, de la chimie, de la toxicologie et de la pathologie médicale et chirurgicale, de l'hygiène et de la police médicale ;

Ce sont :

Arnaud-de-Nobleville.
Aymen *ou* Aimen.
Bailly.
Baldinger.
Balme.
Bauhin (Gaspard).
Beckman.
Beguillet.
Bergen.
Bergius.
Boerhaave.

Bondary.
Bosc.
Boucher.
Bouchet.
Boueix.
Brisseau-Mirbel.
Bruckmann.
Brunn.
Brunner.
Bruyset.
Bucquet.

Buddœus.

Buffon.

Burghart.

Camérarius.

Candolle (De).

Cartheuser.

Cauvet.

Chaumeton.

Cordier.

Cornette.

Cothenius.

Cotte.

Courhaut.

De La Hire.

Des Essarts.

Desfontaines.

Detharding.

Devilliers.

Dittmer.

Dodard.

Duboueix.

Duncan.

Duhamel du Monceau.

Ficinus.

Eschenbach.

Fabricius.

Fagon.

Field (Martin).

Focken.

Fontana.

Fontenelle.

Fougeroux.

François.

Gadd.

Geer (Van).

Geoffroy.

Giannini.

Gleditsch.

Glockensgisser.

Gmann.

Grüner.

Guerard.

Guerm.

Haberkorn.

Hanov.

Hermann.

Hoffmann (Frederic).

Hortius.

Hufeland.

James.

Janson.

Jussieu (Ant.-Laurent) [de].

Jussieu (Bernard) [de].

Kannengiesser.

Keyl.

King.

Lange *ou* Langius.

Larsé.

Lebrun.

Lecointre.

Leidensfrost.

Leman.

Lemery.

Lemonnier.

Lentin.

Léveillé (Henry).

Lindval.

Linnée.

Lodicerus.

Longolius.

Lorinser.

Macquart.

Mag-orts.

Maies.

Mann.

Marcard.

Maret,

Maurice (Dom)

Mayer.

Mézerai.

Mills.

Model.

Moeller.

Moneta.

Montmahou (De).

Mulcaille.

Muller.

Muret.

Murray.

Nagelschmidt.

Nebel.

Needham.

Noël.

Ollentroth.

Orfila.

Orjollet.

Ozanam *.

* Historien des épidémies de tous genres qui se sont manifestées dans tous les lieux, dans tous les temps, Ozanam fait mention de dix-neuf épidémies d'ergotisme convulsif, et de dix épidémies d'ergotisme gangréneux. Dans les relations plus ou moins détaillées, de ces vingt-neuf épidémies, il est à remarquer qu'il ne fait *jamais* mention d'avortemens sur-

Palissot de Beauvois.	Richard (Achille).
Pallas.	Roffredi *ou* Roffendi.
Parmentier.	Rosen.
Paulet.	Rosenbald.
Pentrin.	Rothman.
Perrault.	Rougier de la Bergerie.
Pettenhofer.	Rozier.
Plenck.	Ryan.
Pluche.	Saillant.
Pott.	Salerne.
Quesnay.	Salome.
Rafin.	Sangiorgio.
Rainville.	Sauvages.
Ramazzini.	Scharp.
Raulin.	Scheffel.
Ray.	Schenczer.
Réad.	Schleger.
Renauldin.	Schmieder.
Renou.	Schober.

venus chez les femmes atteintes de l'un ou l'autre de ces ergotismes. Ne pouvant pas supposer que dans la multitude de femmes victimes de ces épidémies, il ne s'en soit pas trouvé un grand nombre dans l'état de gestation, ni qu'un accident aussi grave que l'avortement, ait toujours échappé à la connaissance ou à l'attention de tous les observateurs qu'il cite, on est donc en droit d'établir, comme nous l'avons fait précédemment, que l'accident dont il s'agit ne fait point partie de ceux que produit l'usage alimentaire du seigle ergoté.

Schreber.

Sigebert.

Simonnet.

Springel.

Srinc *ou* Srinck.

Steffens.

Stout.

Sylva Harcinia.

Taranget.

Taube.

Tessier.

Thuillier.

Tillet.

Tissot.

Tode.

Valmont de Bomare.

Vater.

Vauquelin.

Vetillart.

Virey.

Vogel.

Wahlin.

Waldschmidt.

Waterhouse.

Wedel *ou* Wedelius.

Wendelin-Thalius.

Wepfer.

Wichmann.

Wesener.

Wildenow.

Wilisch.

Willis.

Wolf.

Zimmermann.

TABLE DES CHAPITRES.

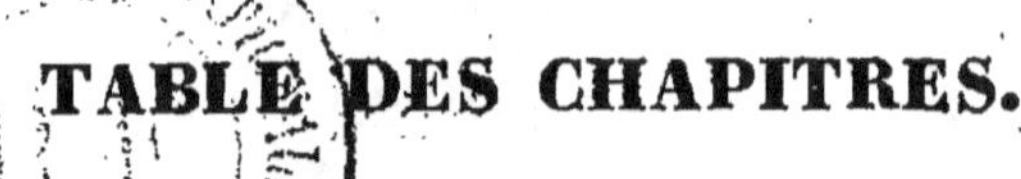

FIN DE LA TABLE.